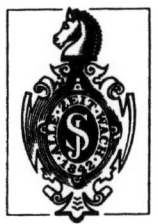

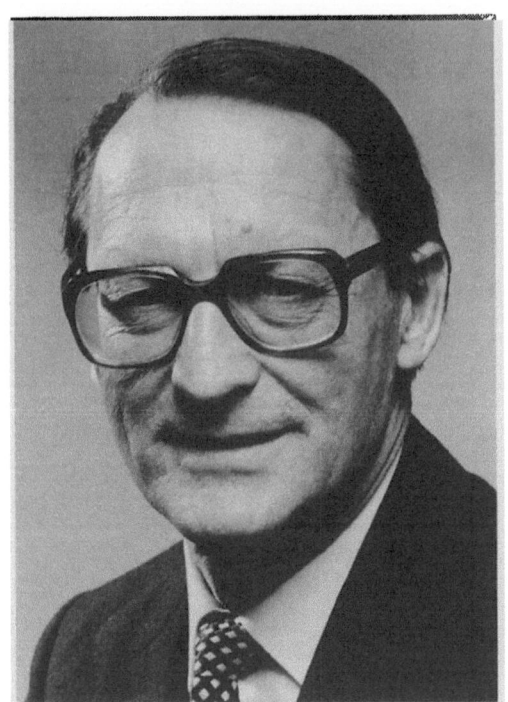

Fred Kubli

G. Bastert · M. Kaufmann (Hrsg.)

Entwicklungen in Gynäkologie und Geburtshilfe

Fred Kubli zum Gedächtnis

Mit 32 Abbildungen

Springer-Verlag
Berlin Heidelberg New York
London Paris Tokyo
Hong Kong Barcelona
Budapest

ISBN-13:978-3-540-53889-9   e-ISBN-13:978-3-642-76546-9
DOI:10.1007/978-3-642-76546-9

Inhaltsverzeichnis

O. Käser
Die Entwicklung radikaler Operationstechniken in der Gynäkologie
1

U. Veronesi
Aktueller Stand der Mammachirurgie
15

V. v. Loewenich
Die Entwicklung der Neonatologie in Deutschland
23

O. Linderkamp
Vier Jahre Neonatologie im Perinatalzentrum Heidelberg
37

J. Zander
Die Bedeutung Heidelbergs
für die Entwicklung der Gynäkologie und Geburtshilfe
vom Beginn des 19. bis ins 20. Jahrhundert
47

F. Kubli
Festrede zum 100jährigen Bestehen
der Universitäts-Frauenklinik Heidelberg (12.12.1984)
73

G. Bastert
Therapie des Mammakarzinoms im Wandel der Zeit
81

Anhang A: Bilddokumentation zur Geschichte
der Universitäts-Frauenklinik Heidelberg
103

Anhang B: Biographie von Fred Kubli
109

Die Entwicklung radikaler Operationstechniken in der Gynäkologie

O. KÄSER

Wenn man einige Jahre nach seiner Emeritierung einen Vortrag über ein aktuelles gynäkologisches Thema hält, braucht es dafür gute Argumente. Für mich gibt es drei:

1. Die freundliche Einladung des Gastgebers, Herrn Kollege Bastert, für die ich mich herzlich bedanke.
2. Daß es sich beim heutigen Anlaß um ein Gedächtnissymposium für meinen Schüler und Freund Fred Kubli handelt, der ja auch auf dem Gebiet der radikalen Chirurgie, v.a. des Mammakarzinoms, mit an vorderster Front stand.
3. Daß ich viele Pioniere der radikalen Chirurgie der letzten 50 Jahre persönlich gekannt habe und mit manchen befreundet war oder bin.

Mein Vortrag über radikale Operationstechniken, am Beispiel des Ovarial- und des Zervixkarzinoms, wird deshalb auch sehr subjektiv sein.

Ovarialkarzinom

Beim Ovarialkarzinom stehen drei operative Probleme im Vordergrund:

1. die »radikale« zytoreduktive Chirurgie,
2. die Bedeutung einer zusätzlichen Lymphonodektomie,
3. die Second-look-Operation und die sekundäre tumorreduktive Chirurgie.

Zum ersten Problem: In den 70er Jahren fing man nach einem sorgfältigen Staging in verschiedenen onkologischen Kliniken an, das fortgeschrittene Ovarialkarzinom radikal zu operieren. Smith u. Day (1979) am Anderson Cancer Center und nach ihnen viele andere Untersucher konnten zeigen, daß die Ergebnisse um so besser wurden, je kleiner die Resttumoren waren. Dies geht z.B. aus einer neueren italienischen kollaborativen Studie von Pecorelli et al. (1986) hervor (Tabelle 1).

Die früher geübten Verfahren der bioptischen Sicherung, gefolgt von Nachbestrahlung oder Chemotherapie, in den USA oft als *PIC- und CRY-Methode* bezeichnet, oder auch die nur partielle Entfernung größerer Tumoren, wurde

Tabelle 1. Resttumoren und Prognose (3-Jahres-Überlebenszeit) bei Ovarialkarzinom (n = 459). (Nach Pecorelli et al. 1986)

Durchmesser (cm)	Überleben (%)
< 2	70
2 – 5	45
5 – 10	17
> 10	10

verlassen. Fast allgemein anerkannt ist dagegen heute das Verfahren der *optimalen Zytoreduktion*, d.h. die Reduktion bis auf Resttumoren von weniger als 0,5 – 2 cm Durchmesser. Allerdings ist die Operation eines fortgeschrittenen Ovarialkarzinoms auch für den erfahrenen Operateur immer eine besondere Herausforderung. Eine vertretbare Morbidität (um 35%) und Mortalität (5 – 2%) (eigene Erfahrungen, Di Re et al. 1987; Burghardt u. Lahousen 1987) ist nur in einer spezialisierten Klinik mit erfahrenen Operateuren zu erzielen. In einem Viertel bis einem Drittel aller Fälle ist mit der Resektion von einem oder mehreren Darmsegmenten und manchmal auch mit Eingriffen an den Harnwegen zu rechnen. Einig ist man sich darüber, daß eine Beckeneviszeration kaum je indiziert ist. Einige technische Neuerungen können die Operation beschleunigen (Stapler-Methode für Netzresektion oder Darmanastomosen) oder den Blutverlust verringern (ein ultraschallgesteuerter chirurgischer Aspirator, Cavitron, Deppe et al. 1988). In Basel wird für die Darmanastomosen statt des Staplers die ebenso schnelle fortlaufende Maxon-Einschichtnaht verwendet. Ein optimales Debulking fortgeschrittener Ovarialkarzinome wird nach verschiedenen kollaborativen oder nationalen Studien in 31 – 48% erreicht (Webb 1989). Einzelne Operateure (A.C. Almendral, 1989, persönliche Mitteilung; Burghardt et al. 1989) erreichen allerdings höhere Prozentzahlen (bis 88%). Baker u. Piver (1986) waren sogar in drei von vier auswärts als inoperabel erklärten Fällen erfolgreich.

Zum zweiten Problem: Das Ovarialkarzinom metastasiert offensichtlich häufiger und auch schon früher als bisher angenommen wurde, sowohl in die pelvinen als auch in die paraaortalen Lymphknoten. Die Häufigkeit der Lymphknotenmetastasen bei den einzelnen FIGO-Stadien geht aus der Tabelle 2 hervor.

Über die therapeutischen Konsequenzen gehen aber die Meinungen auseinander. Während angelsächsische Autoren (Averette et al. 1988; Deppe et al. 1988, Monaghan 1989) die Abklärung des Nodalstatus meistens durch ein Sampling oder durch eine Feinnadelpunktion aus rein diagnostisch-prognostischen Gründen vornehmen, ist für Burghardt et al. (1989) und Di Re et al.

Tabelle 2. Lymphknotenmetastasen bei Ovarialkarzinom. (Nach Averette et al. 1988; Burghardt et al. 1989; Di Re et al. 1989; Sevin u. Averette 1988)

	Pelvin (%)	Paraaortal (%)
I	8 – 26	0 – 28
II	12 – 50	20
III	33 – 74	40 – 60
IV		30 – 100

(1989) die aortopelvine Lymphonodektomie ein Teil der kurativen Zytoreduktion. Die 5-Jahres-Ergebnisse von Burghardt et al. mit rund 40% 5-Jahres-Ergebnissen beim Stadium III sind gute Argumente für ihre Ansicht. Die Grazer Gruppe konnte auch zeigen, daß die Wirkung der Chemotherapie auf die Lymphknotenmetastasen gering ist. Die Frequenz nodal positiver Fälle bei der primären und der sekundären Lymphonodektomie (anläßlich der Second-look-Operation) war praktisch identisch. Burghardt glaubt deshalb, daß Rezidive bei sanierter Bauchhöhle vom Retroperitonealraum ausgehen können.

Zum dritten Problem: Seit den Untersuchungen von Smith et al. und vielen anderen ist oder war die operative Exploration der Bauchhöhle (*second-look*) nach erfolgreicher Chemotherapie und ggf. die sekundäre *zytoreduktive Chirurgie* ein integraler Teil des Behandlungskonzepts. In den letzten Jahren wird diese Zweitoperation mit zunehmender Skepsis beurteilt. Bei klinisch komplettem Response ist der Bauchraum in etwa 50% (Literatur: 10 – 83%) makroskopisch und mikroskopisch tatsächlich tumorfrei. Allerdings rezidivieren später doch 20 – 50% (Literatur: 5 – 57%) der Karzinome (Beller et al. 1987).

Gründe für die Meinungsänderung bezüglich *second-look* sind:

1. die überwiegend negativen Ergebnisse der sekundären Zytoreduktion (Di Re et al. 1989; Luesley et al. 1988; Morris et al. 1988) vom Anderson Cancer Center, von dem die Methode ausging,
2. das verbesserte biochemische Monitoring (Lahousen et al. 1989),
3. das Fehlen einer wirksamen Second-line-Chemotherapie nach einer Cisplatinkombination.

So empfehlen heute auch manche Protagonisten des *second-look* die Beschränkung der operativen Revision auf Therapiestudien mit neuen Chemotherapeutika, und nicht mehr als »Routine«verfahren.

Es stellt sich nun die Frage, was haben wir neuen operativen Therapiemethoden gebracht? Wenn man von einzelnen Spitzenergebnissen (Burghardt et al. 1989) absieht, wenig. Die 5-Jahres-Ergebnisse von Sammelstatistiken, z.B. des Annual Report, haben sich kaum verbessert. Allerdings reflektieren die Zahlen des 20. Reports (1988) den Status von 1979 bis 1981, so daß Verbesserungen möglicherweise noch keinen Niederschlag gefunden haben. Viel Optimismus ist allerdings nicht angebracht, solange Früherfassung und Therapiemodalitäten nicht entsprechend verbessert werden.

Zervixkarzinom

Die individualisierte Therapie des Zervixkarzinoms ist allgemein akzeptiert, je nach Politik einer Klinik entweder Operation – variable Radikalität, je nach Tumorgröße – oder aber Bestrahlung der frühen Stadien, kombinierte Bestrahlung der fortgeschrittenen Fälle. Umstritten ist die Frage nach der »besten« Behandlung des Stadiums IIb, auch in »operativen« Kliniken. Abgesehen davon stehen 4 Probleme im Vordergrund:

1. die prätherapeutische Laparotomie, das paraaortale Lymphknotenstaging,
2. die »therapeutische« Lymphonodektomie und ihre Ausdehnung,
3. die »Radikalität« der Parametrienresektion,
4. die heutige Stellung »ultraradikaler« Operationsmethoden.

Zum ersten Problem: Die ungenügende Sensifizität und Spezifizität konventioneller bildgebender Verfahren zum Nachweis der periuterinen Tumorausdehnung und die Erkenntnis, daß extrapelvine Metastasen eine häufige Ursache von Therapieversagern sind, waren die Gründe für die Einführung der *prätherapeutischen Staginglaparotomie* Ende der 60er und zu Beginn der 70er Jahre. Ihr Hauptziel war die Individualisierung der Strahlentherapie auf Grund des chirurgisch-histologischen Stagings, v.a. der paraaortalen Lymphknoten (Literatur bei Averette et al. 1988; Friedberg et al. 1988).

Diese Operation kann trans- oder extraperitoneal durchgeführt werden. Die extraperitoneale Methode wird heute häufig bevorzugt, weil dabei Darmschädigungen nach paraaortaler Bestrahlung seltener sind (Hacker 1989; Monaghan 1989).

Nach der Revision von Bauchhöhle und Genitale wird der Retroperitonealraum eröffnet. Suspekte paraaortale, von einigen Autoren auch pelvine Lymphknoten werden exstirpiert (Sampling). Beim Fehlen suspekter Lymphknoten wird häufig das ganze paraaortale Fett-Lymph-Gewebe entfernt. Manche Operateure (Averette et al. 1988; Sevin u. Averette 1988) beurteilen zusätzlich palpatorisch und gegebenenfalls bioptisch Primärtumor und Parametrien. Zu diesem Zweck werden die parauterinen Spatien eröffnet.

Finden sich bei der Schnellschnittuntersuchung karzinomatöse paraaortale Lymphknoten, wird eine Skalenuslymphknotenbiopsie oder -punktion angeschlossen. Die linksseitigen supraklavikulären Lymphknoten sind dann in 10 – 30% miterkrankt (Burke et al. 1987).

Die heutigen Indikationen zur prätherapeutischen Staginglaparotomie variieren erheblich. Für eine Mehrheit sind es, wenn überhaupt, nur noch die Stadien Ib »high-risk« und evtl. II (Averette et al. 1988; Sevin u. Alverette 1988), für eine Minderheit noch wie ursprünglich auch weiter fortgeschrittene Stadien (J.M. Monaghan, 1989, mündliche Mitteilung).

Die Ergebnisse der zusätzlichen paraaortalen Bestrahlung sind nicht schlecht. Zwischen 10 und 30% der paraaortal nodal positiven Patienten überleben 5 Jahre (Friedberg u. Herzog 1988). Es sind wohl fast ausschließlich solche mit Mikrometastasen und relativ kleinem Primärtumor.

In den letzten Jahren ist offensichtlich auch auf diesem Gebiet eine deutliche Ernüchterung eingetreten, und die meisten Pioniere der Methode lehnen heute die Staginglaparotomie als Routineverfahren ab. Dies hat v.a. 2 Gründe: die Verbesserung bildgebender Verfahren ggf. kombiniert mit einer Feinnadelpunktion suspekter Lymphknoten und der häufigere Einsatz der Strahlenbehandlung durch eine Chemo- oder Radio-/Chemotherapie.

Nelson et al. (1974), einer der Initiatoren der Staginglaparotomie, hat schon 1974 festgestellt, daß die Ergebnisse bei den Stadien IIb und III nach paraaortaler Lymphonodektomie schlechter waren als ohne diesen Eingriff. Averette u. Sevin verzeichneten nur beim Stadium Ib Erfolge. Alle lokal fortgeschrittenen paraaortal nodal positiven Fälle verstarben. Diese Autoren beschränken heute die Indikation auf Studien im Rahmen von Behandlungsprotokollen.

Hacker (1988) (früher Los Angeles, jetzt Sidney) anerkennt nur noch drei Indikationen für eine prätherapeutische Laparotomie:

1. ein Status nach einer kürzlich durchgemachten Adnexitis bzw. ein Adnextumor,
2. der Verdacht auf Dünndarmverwachsungen im kleinen Becken,
3. große Lymphone im Computertomogramm. Der Eingriff ist dann als Tumorreduktion zu verstehen.

Barber (1988) und Hacker (1988) haben eine Verbesserung der globalen 5-Jahres-Ergebnisse durch diese Operation mit gezielter Nachbestrahlung von maximal 1 – 6% errechnet. Nach Barber, ein Schüler Brunswicks, ist die Staginglaparotomie ein »exercise in futility« mit einer inakzeptablem Morbidität.

Zum zweiten Problem: die Lymphonodektomie mit kurativer Intention. Es ist bekannt, daß die Frequenz des Lymphknotenbefalls mit der Größe des Zervixtumors ansteigt und daß der Nodalstatus nach dem Volumen des Primärtumors den zweitwichtigsten Prognoseparameter darstellt. Tabelle 3 zeigt

Tabelle 3. Lymphknotenmetastasen beim Zervixkarinom. (Nach Averette et al. 1988; Friedberg et al. 1988; Hacker 1988; Winter et al. 1988)

	Pelvin (%)	Paraaortal (%)
Ia	<1 (0,5 – 2)	~0
Ib	30 (11 – 31)	11 (4 – 25)
IIa	25	16 (0 – 19)
IIb	44 – 50	22 (6 – 32)
III	50 – 100	40 (17 – 43)
IV		75 (33 – 66)

die Häufigkeit positiver pelviner und paraaortaler Lymphknoten bei den verschiedenen FIGO-Stadien.

Die Häufigkeit positiver Lymphknoten steigt aber auch mit der »Radikalität« der Lymphonodektomie und der Sorgfalt der histologischen Aufarbeitung an (Friedberg et al. 1988 a, b).

Die systematische pelvine Lymphonodektomie ist seit den Arbeiten von Meigs Ende der 40er Jahre – von dem ich die Methode 1950 übernehmen konnte – ein integraler Bestandteil der erweiterten Hysterektomie. Ihre Technik ist bekannt. Die Lymphonodektomie wird in der Regel in kraniokaudaler Richtung vorgenommen und der Hysterektomie vorangestellt. Beides soll eine intraoperative Tumordissemination verhindern.

Die Lymphonodektomie sollte logischerweise vollständig sein, besonders dann, wenn keine Nachbestrahlung geplant ist. In diesem Zusammenhang stellen sich mehrere Fragen:

1. Ist sie tatsächlich vollständig und wenn ja, wie oft? In der Regel ist sie es nicht. Da die En-bloc-Dissektion kaum gelingt, bleibt öfters oder sogar regelmäßig Lymphgewebe zurück. Außerdem haben Kjorstad et al. (Kjorstad 1988) am Radium-Hospital in Oslo, erfahrene Operateure, nachgewiesen, daß sogar bei Einsatz intraoperativer Lymphographieaufnahmen in zwei Drittel der Fälle Lymphknoten zurückbleiben. Nach diesen Autoren, nach Kindermann u. Maassen (1988) und anderen, sind es v.a. glutäale und sakrale. Gitsch u. Philipp (1988) konnten durch die Verwendung neuer Technologien die Ausbeute verbessern.
2. Verbessert eine totale Lymphonodektomie die Ergebnisse? Die Antwort ist nicht eindeutig. Kjorstad (1988) hat festgestellt, daß die Ergebnisse etwas schlechter sind, wenn drei bis vier Lymphknoten zurückbleiben. Der Unterschied zur vollständigen Lymphonodektomie war aber statistisch nicht signifikant. Dafür gibt es 2 Erklärungen: die eine, daß nodal positive Fälle

in der Regel nachbestrahlt werden, die andere, daß diese Lymphknotengruppen bei operablen Fällen selten karzinomatös erkrankt sind (Burghardt et al. 1988; Monaghan 1988). Nach Burghardt et al. 1988 sind die glutäalen Lymphknoten sogar bei Autopsiefällen selten karzinomatös und somit auch nicht Sitz des sog. Spinarezidivs.

3. Der Preis der radikalen Lymphonodektomie? Es gelingt zwar, z.B. durch die Resektion der hypogastrischen Gefäße und der präsakralen Bindegewebsplatte, auch diese bei Lymphknotengruppen zu exstirpieren. Nur steigen damit die Risiken, v.a. die Spätmorbidität (Lymphödem), an (Kjorstad 1988).

Die (systematische) therapeutische paraaortale bzw. paraaortal-pelvine Lymphonodektomie geht auf italienische Autoren – Natale (Mailand, 1955), Valle (1972) und seine Schüler zurück (zit. nach Di Re u. Raspagliesi 1987). Die Operation beschränkte sich auf die Entfernung der Lymphknoten kaudal der Einmündungsstelle der A. mesenterica inferior. Die paraaortale Lymphonodektomie wurde dann von europäischen (Burghardt et al 1988; Di Re u. Raspagliesi 1987; Friedberg u. Herzog 1988) und japanischen (Inoue 1984) Operateuren erweitert, bis hinauf zur Einmündung der Nierengefäße. Die Operation ist technisch eher einfacher als die pelvine Lymphonodektomie, und auch ihre Frühmorbidität ist bei erfahrenen Operateuren gering.

Komplikationen sind Blutungen, Verletzungen und Druckschäden von Duodenum oder Pankreas. Die Spätkomplikationen sind identisch mit denen der pelvinen Lymphonodektomie: Lymphzysten (um 3%, Di Re u. Raspagliesi 1987) und Lymphödeme (um 10% bei radikaler Operation, Kjorstad 1988). Bei systematischer postoperativer Ultraschallkontrolle sind nach den Baseler Erfahrungen Lymphzysten wohl häufiger (A.C. Almendral 1988, persönliche Mitteilung).

Indikationen zur paraaortal-pelvinen Lymphonodektomie sind die Stadien Ib und IIa mit großem Tumor und/oder positiven pelvinen Lymphknoten und, in einigen operativ eingestellten Kliniken, auch die Stadien IIb und sogar günstige Stadien III (Burghardt et al. 1988; Friedberg u. Herzog 1988).

Die Ergebnisse der »therapeutischen« aortapelvinen Lymphonodektomie lassen sich auf Grund der relativ kleinen Fallzahlen und der kurzen Beobachtungszeit noch nicht definitiv beurteilen. In manchen Fällen ist der positive Nodalstatus aber bereits ein Zeichen der Generalisierung. So sterben rund 40% dieser Patienten an Fernmetastasen (Hacker 1988) und weitere etwa 20% an Lokalrezidiven (Literatur bei Friedberg u. Herzog 1988). Nach den Erfahrungen in der Mammakarzinomchirurgie und denen bei anderen chirurgischen Malignomen (mit Ausnahme des Hodenkarzinoms) sind die Erwartungen nicht hoch.

Das dritte Problem: die »Radikalität« der Parametrienresektion. Die Behandlungsergebnisse des Zervixkarzinoms wurden entscheidend verbessert, als man zu Beginn dieses Jahrhunderts anfing, nicht nur den Primärtumor, sondern auch seine Ausbreitungswege operativ und/oder radiologisch zu behandeln. Die Frage ist wiederum: Wieviel ist nötig und sinnvoll? Diskussionspunkt ist das laterale Drittel des Lig. cardinale und der entsprechende Anteil des Parakolpiums. Man hat wiederholt versucht, die Radikalität der erweiterten Hysterektomie zu definieren und die Operationen zu standardisieren. Ein Konsens wurde nie gefunden.

Eine Operation mit eingeschränkter Radikalität nach Galvin-TeLinde kam früher beim frühinvasiven Zervixkarzinom (Ia2) zum Einsatz. Ein ausländischer Besucher fragte einmal TeLinde nach der Definition seiner Operation. Die Antwort war: »It is a little more than a hysterectomy, and a little less than a radical hysterectomy; and if you don't know what I mean, I can't explain it.« Dies als Hinweis für die Schwierigkeiten einer Definition der operativen Radikalität.

Die Risiken der Exzision auch des lateralen Drittels des Lig. cardinale und einer entsprechend großen Portion des Parakolpiums sind zweifellos größer, zumindest bei nicht hoch spezialisierten Operateuren, und die urologischen Spätschäden nehmen mit der größeren Radikalität zu (Ralph et al. 1988).

Ein Vorteil der radikaleren Operation läßt sich auch hier nicht eindeutig nachweisen. Bekanntlich hat Stark (1987) 2 vergleichbare Kollektive Stadium Ib prospektiv und alternierend entweder mit einfacher Hysterektomie und pelviner Lymphonodektomie oder einer erweiterten Hysterektomie zusammen mit Lymphonodektomie behandelt. Die 5-Jahres-Ergebnisse waren praktisch identisch. Andererseits haben Burghardt et al. 1988 wiederholt auf die Bedeutung der parametranen Lymphknoten und Lymphknotenmetastasen in allen Teilen des Lig. cardinale hingewiesen und deshalb die radikale Parametrienexzision postuliert.

Die Zahl (parametran) nodal positiver Fälle steigt mit der Größe des Primärtumors an. Bei der Mehrzahl der nodal positiven sind allerdings auch die Lymphknoten der Beckenwand karzinomatös. Der Umstand, daß in den meisten Kliniken im Bereich der Beckenwand nodal positive Fälle nachbestrahlt werden, die parametranen Metastasen darüber hinaus in der Regel klein und damit strahlenkurabel sind, erklärt vielleicht, weshalb die Ergebnisse radikaler und weniger radikaler Operateure, bezogen auf das FIGO-Stadium I, ziemlich identisch sind. In den meisten Kliniken werden nur die Stadien Ib und IIa operiert. Für diese Fälle genügt wahrscheinlich die risikoarme Exzision der medianen zwei Drittel des Lig. cardinale.

Ultraradikale Operationen

Die *Beckeneviszeration* mit kurativer Zielsetzung ist heute kaum noch umstritten; das war nicht immer so.

Ausgangspunkt für das Konzept Brunschwigs der abgestuften chirurgischen Therapie des Zervixkarzinoms aller Stadien waren die unbefriedigenden Ergebnisse der Strahlentherapie der 40er Jahre und die Erkenntnis, daß dieser Tumor in etwa der Hälfte der Fälle bis zum Lebensende auf das kleine Becken beschränkt bleibt. Entgegen kam ihm der Umstand, daß mit der damals in den USA üblichen Strahlenbehandlung das zentrale Beckenrezidiv bzw. die lokale Tumorpersistenz, also günstige Voraussetzungen für die Beckeneviszeration, häufig waren. Das chirurgische Spektrum Brunschwigs umfaßte 11 Operationen, von der einfachen Hysterektomie bis zur totalen Pelvektomie, also die Amputation von Becken mit beiden Beinen. Nicht zuletzt diese extreme Verstümmelung war für viele ein Grund, das ganze Konzept Brunschwigs abzulehnen. Am ersten multinationalen Nachkriegskongreß in New York 1950 und 2 Jahre später am Kongreß der Deutschen Gesellschaft für Gynäkologie in Bad Pyrmont – Vortrag von Bricker – war das Echo sehr negativ.

Die Gründe für die Ablehnung der Beckeneviszeration waren vielfältig:

1. medizinisch-ethischer Natur: Die Gynäkologen waren weder psychologisch noch operationstechnisch für solche Eingriffe vorbereitet;
2. die Tatsache, daß die Eviszerationschirurgie anfänglich mit einer sehr hohen Morbidität und Mortalität belastet war;
3. der Umstand, daß Brunschwig selbst kein sehr eleganter und manchmal ein sehr blutiger Operateur war, was manche Besucher des Memorial Hospitals in New York zusätzlich abschreckte.

Die Akzeptanz wuchs erst dann allmählich, als eine Reihe von amerikanischen Chirurgen, die sich als *pelvic surgeons* spezialisiert hatten – Bricker, St. Louis, Parsons und Ulfelder, Boston, Pratt und Symmonds an der Mayo Klinik in Rochester –, die Methode so verbesserten, daß Früh- und Spätmorbidität und Mortalität ein vertretbares Maß erreichten und Heilungsergebnisse und Lebensqualität deutlich verbessert wurden. Die Verbesserungen betrafen fast alle Ebenen der Beckeneviszeration (Tabelle 4).

Bei richtiger Indikationsstellung, d.h. also strenge Auswahl, kann man heute mit etwa 50% Heilungsergebnissen bei einer Letalität um 5% rechnen. Nach meinen eigenen Erfahrungen, die bis 1952 zurückreichen, ist die Akzeptanz der voroperativ richtig aufgeklärten Patientinnen recht gut.

Die Erfolge wurden also besser, aber die Indikationen zur Beckeneviszeration seltener. Mit den heutigen Therapiemethoden wird das kleine Becken in der Regel saniert. Die lokalen Versager einer adäquaten operativen oder radiologischen Therapie eignen sich in der Regel nicht für eine Beckeneviszeration.

Tabelle 4. Beckeneviszeration

Verbesserung von Morbidität, Mortalität und Lebensqualität durch:
– Verbesserte Versorgung Beckenboden
– Wiederherstellung Darmkontinuität
– Verbesserte Stomatechnik und -versorgung
– Verbesserte Urinableitung (Konduits, kontinente Ersatzblase)
– Sexuelle Rehabilitation

Zum Schluß drängt sich die Frage auf: Was haben wir mit den modernen operativen Therapieverfahren beim Zervixkarzinom seit Ende der 40er Jahre erreicht? Die Bilanz ist eher ernüchternd, wenn man die Ergebnisse von Sammelstatistiken, z.B. des Annual Report, betrachtet (Pettersson 1988).

Die leichten Verbesserungen der 5-Jahres-Ergebnisse des Zervixkarzinoms hängen möglicherweise eher mit einer wirksameren Früherfassung als mit verbesserten Behandlungsmethoden zusammen. Fazit: Viel Lärm um nichts? Wohl doch nicht ganz. In Einzelfällen können wir heute helfen, wo wir früher machtlos waren.

Die wenig spektakulären Verbesserungen der Therapieergebnisse hatten aber zumindest eine Konsequenz: daß heute viel mehr Gewicht auf die Erhaltung oder sogar Verbesserung der Lebensqualität gelegt wird. Man sollte sich deshalb bei jeder Indikationsstellung zu einer »radikalen Operation« eines französischen Spruchs erinnern, der besagt, daß die Fähigkeit, anderer Leute Leiden zu ertragen, grenzenlos ist.

Literatur

Ovarialkarzinom

Averette HE et al. (1988) Staging laparotomy and lymphadenectomy in gynecologic cancer. In: Gusberg SB, Shingleton HM, Deppe G (eds) Female genital cancer. Churchill Livingstone, New York, p 659

Baker T, Piver MS (1986) Prospective trial of optimal cytoreductive surgery in advanced ovarian carcinoma. Gynecol Oncol 23:260

Beller U et al. (1987) Surgical treatment for advanced epithelial carcinoma of the ovary. Surg Gynecol Obstet 165:279

Burghardt E, Lahousen M et al. (1987) Lymphadenectomy in ovarian cancer. In: Takagi S, Friedberg V et al. (eds.) Gynecologic oncology, surgery and urology. Central Foreign Books, Tokyo, p. 75

Burghardt E, Lahousen M, Stettner H (1989) The significance of pelvic and para-aortic lymphadenectomy in the operative treatment of ovarian cancer. In: Burghardt E, Monaghan JM (eds) Operative treatment of ovarian cancer, Baillière Tindall, London

(Bailliére's clinical obstetrics and gynaecology – international practice and research, vol 3/1, p 157)

Deppe G et al (1988) Debulking surgery for ovarian cancer with the Cavitron ultrasonic surgical aspirator – A preliminary experience. Gynecol Oncol 29:142

Di Re F, Fontanelli R, Raspagliesi F, Di Re E (1989) Pelvic and para-aortic lympha de nectomy in cancer of the ovary. In: Burghardt E, Monaghan JM (eds) Operative treatment of ovarian cancer. Baillière Tindall, London (Baillièr's clinical obstetrics and gynaecology – international practice and research, vol 3/1, p 131)

Lahousen M, Stettner H, Pürstner P (1989) A tumor-marker combination versus second-look surgery in ovarian cancer. I. Clinical experience. In: Burghardt E, Monaghan JM (eds) Operative treatment of ovarian cancer. Baillière Tindall, London (Baillière's clinical obstretics and gynaecology – international practice and research, vol 3/1, p 201)

Luesley D, Lawton F, Blackledge G eg al. (1988) Failure of second-look laparotomy to influence survival in epithelial ovarian cancer. West Midlands Ovarian Cancer Group. Lancet II:599

Monaghan JM (1989) Surgical techniques used in achieving optimal resection of Stage III cancer or the ovaries. In: Burghardt E, Monaghan JM (eds) Operative treatment of ovarian cancer. Baillière Tindall, London (Baillière's clinical obstetrics and gynaecology – international practice and research, vol 3/1, p. 39)

Morris M, Gershenson DM et al (1988) Secondary cytoreductive surgery in epithelial ovarian cancer: non-responders to first-line therapy. In: Abstracts Am College Obstet Gynecol 36th annual meeting, May 1988, p 24

Pecorelli S et al. (1986) Prognostic factors in advanced epithelial ovarian cancer. Analysis of a cooperative group experience. Gynecol Oncol 23:259

Pettersson F (1988) Annual Report on the results of treatment in gynecologic cancer, 20th vol, Panama, Stockholm

Pfleiderer A (1989) Malignome des Ovars. In: Wulf K-H, Schmidt-Matthiesen H (Hrsg) Spezielle gynäkologische Onkologie II. Urban & Schwarzenberg, München (Klinik der Frauenheilkunde und Geburtshilfe, 2. Aufl, Bd 12, S 45)

Smith JP, Day TG jr (1979) Review of ovarian cancer at the University of Texas Systems Cancer Center, M.D. Anderson Hospital and Tumor Institute. Am J Obstet Gynecol 135:984

Webb MJ (1989) Cytoreduction in ovarian cancer. Achievability and results. In: Burghardt E, Monaghan JM (eds) Operative treatment of ovarian cancer. Baillière Tindall, London (Baillière's clinical obstetrics and gynaecology – international practice and research, vol 3/1, p 83)

Zervixkarzinom

Averette HE et al (1988) Staging laparotomy and lymphadenectomy in gynecologic cancer. In: Gusberg SB, Shingleton HM, Deppe G (eds) Female genital cancer. Churchill Livingstone, New York, p 659

Barber HRK (1988) Cervical cancer: pelvic and para-aortic lymph node sampling and its consequences. In: Burghardt E, Monaghan JM (eds) Operative treatment of cervical cancer. Baillière Tindall, London (Baillière's clinical obstetrics and gynaecology – international practice and research, vol 2/4, p 69

Burghardt E, Pickel H et al. (1987) Surgery of cervical cancer stage Ia-IIb. In: Takagi S, Friedberg V et al. (eds) Gynecologic oncology, surgery and urology. Central Foreign Books, Tokyo, p 297

Burghardt E, Haas J, Girardi F (1988) The significance of the parametrium in the operative treatment of cervical cancer. In: Burghardt E, Monaghan JM (eds) Operative treatment of cervical cancer. Baillière Tindall, London (Baillière's clinical obstetrics and gynaecology – international practice and research, vol 2/4, p 879

Burke TW et al (1987) Evaluation of the scalene lymph nodes in primary and recurrent cervical carcinoma. Genecol Oncol 18:312

Di Re F, Raspagliesi F et al. (1987) Para-aortic lymphadenectomy in the management of cervical carcinoma. In: Takagi S, Friedberg V et al. (eds) Gynecologic oncology, surgery and urology. Central Foreign Books, Tokyo, p 339

Friedberg V (1988) Operative therapy for stage IIb cervical cancer. In: Burghardt E, Monaghan JM (eds) Operative treatment of cervical cancer. Baillière Tindall, London (Baillière's clinical obstetrics and gynaecology – international practice and research, vol 2/4, p 973

Friedberg V, Herzog RE (1988) Die Therapie der Zervixkarzinome. In: Käser O, Friedberg V, Ober KG, Thomsen K, Zander J (Hrsg) Spezielle Gynäkologie 2. Thieme, Stuttgart (Gynäkologie und Geburtshilfe, 2. Aufl, Bd III/2; S 14.134)

Hacker NF (1988) Clinical and operative staging of cervical cancer. In: Burghardt E, Monaghan JM (eds) Operative treatment of cervical cancer. Baillière Tindall, London (Baillière's clinical obstetrics and gynaecology – international practice and research, vol 2/4, p 747

Gitsch E, Philipp K (1988) Radionuclide guided radical surgery for cervical cancer. In: Burghardt E, Monaghan JM (eds) Operative treatment of cervical cancer. Baillière Tindall, London (Baillière's clinical obstetrics and gynaecology – international practice and research, vol 2/4, p 867)

Inoue I (1984) Prognostic significance of depth of invasion relating to nodal metastases, parametrial extension and cell types. A study of 628 cases with Stage IB, IIa, and IIb cervical carcinoma. Cancer 54:3035

Kindermann G, Maassen V (1988) Die Ausbreitung des Zervixkrebses. In: Käser O, Friedberg V, Ober KG, Thomsen K, Zander J (Hrsg) Spezielle Gynäkologie 2. Thieme, Stuttgart (Gynäkologie und Geburtshilfe, 2. Aufl, Bd III/2, S 14.100)

Kjorstad KE (1988) Treatment complications in patients with early-stage cervical cancer. In: Burghardt E, Monaghan JM (eds) Operative treatment of cervical cancer. Baillière Tindall, London (Baillière's clinical obstetrics and gynaecology – international practice and research, vol 2/4, p 963)

Monaghan JM (1988) Management decision-making using clinical and operative staging in cervical cancer. In: Burghardt E, Monaghan JM (eds) Operative treatment of cervical cancer. Baillière Tindall, London (Baillière's clinical obstetrics and gynaecology – international practice and research, vol 2/4, p 737)

Nelson JH jr, Macasaet MA et al. (1974) The incidence and significance of para-aortic lymph node metastases in late invasive carcinoma of cervix. Am J Obstet Gynecol 118:749

Pettersson F (1988) Annual report on the results of treatment in gynecologic cancer, 20th vol, Panorama, Stockholm

Ralph G, Tamussino K, Lichtenberger W (1988) Urological complications after radical abdominal hyterectomy for cervical cancer. In: Burghardt E, Monaghan JM (eds) Operative treatment of cervical cancer. Baillière Tindall, London (Baillière's clinical obstetrics and gynaecology – international practice and research, vol 2/4. p 943)

Sevin B-U, Averette HE (1988) Staging laparotomy and radical hysterectomy for cancer of the cervix. In: Burghardt E, Monaghan JM (eds) Operative treatment of cervical cancer. Baillière Tindall, London (Baillière's clinical obstetrics and gynaecology – international practice and research, vol 2/4, p 761)

Stark G (1987) Zur operativen Therapie des Collumcarcinoms Stadium Ib. Geburtshilfe Frauenheilkd 47:45

Winter R, Petru E, Haas J (1988) Pelvic and para-aortic lymphadenectomy in cervical cancer. In: Burghardt E, Monaghan JM (eds) Operative treatment of cervical cancer. Baillière Tindall, London (Baillière's clinical obstetrics and gynaecology – international practice and research, vol 2/4, p 857)

Aktueller Stand der Mammachirurgie

U. VERONESI

Wir Ärzte und speziell die Chirurgen müssen der Persönlichkeit unserer Patienten allerhöchsten Respekt entgegenbringen. Unser höchstes Ziel muß es sein, ihre physische Integrität zu bewahren, denn die Harmonie ihres Körpers nicht zu stören heißt doch, der Identität ihres Menschseins Achtung zu zollen. (Fred Kubli)

Jeder wird mir zustimmen, wenn ich sage, daß die 60er Jahre sehr wichtig für die Entwicklung der Brustkrebsinformation waren.

Damals stellten wir drei wesentliche Behandlungsaspekte heraus:

1. Das Scheitern sehr aggressiver Brustkrebsbehandlung, z. B. superradikaler Operationen und sehr aggressiver adjuvanter Strahlentherapie, weil dadurch die Prognose des Mammakarzinoms nicht verbessert wird.
2. Bei einem bestimmten Prozentsatz des Mammakarzinoms handelt es sich zum Zeitpunkt des ersten chirurgischen Eingriffs bereits um ein fortgeschrittenes systemisches Leiden.
3. Die Lebensqualität ist nach Mastektomie eingeschränkt, da Depressionen und resignierendes Sichabfinden sehr häufig bei mastektomierten Patientinnen auftreten.

Diese 3 Informationen lösten eine Anzahl neuer Programme in der Brustkrebstherapie aus. Punkt 1 hatte brusterhaltende Behandlungsmethoden zur Folge, Punkt 2 brachte adjuvante Chemotherapie, und schließlich entstanden wegen der schlechten Befindlichkeit nach Mastektomie Programme zur wiederherstellenden Chirurgie. Alle diese Gebiete waren Forschungsgegenstand im Mailand der 70er Jahre (Tabelle 1).

Tabelle 1. Generation neuer Gebiete kritischer Forschung in den 70er Jahren, basierend auf den Informationen, welche in den 60er Jahren gesammelt wurden

1960	1970
1. Versagen aggressiver lokaler Behandlung	Programme konservativer Behandlung
2. Kenntnis, daß Mammakarzinom oft keine systemische Erkrankung ist	Programme adjuvanter systemischer Behandlung
3. Unzureichende Lebensqualität nach Mastektomie	Programme von Brustrekonstruktion nach Mastektomie

Tabelle 2. Auswahl klinischer Studien der 60er und 70er Jahre zur Behandlung des primären Mammakarzinoms

Autor	Vergleich	Stadium	Überleben
Easson	Halsted Halsted + RT	I – II	Kein Unterschied
Fisher	Totale Mastektomie Totale Mastektomie + Axillare Dissektion	I	Kein Unterschied
Fisher	Halsted Totale Mast. + RT	II	Kein Unterschied
Cancer Res. Campaign	Totale Mastektomie Totale Mast. + RT	I – II	Kein Unterschied
Lacour	Halsted Halsted + Int. Mamm. Diss.	I – II	Kein Unterschied
Kaae Johansen	Superrad. Mast. Totale Mast. + RT	I – II	Kein Unterschied
Veronesi	Quart Halsted	$T_1\ N_0$	Kein Unterschied

Tabelle 2 läßt vermuten, daß man Brustkrebs mit verschiedensten Operationen und lokoregionaler Behandlung ohne Einfluß auf das Überleben behandeln kann. Damit war der Mythos »Halsted-Mastektomie« als einzig wahrer, effektiver Behandlungsmodus des Mammakarzinoms deutlich überholt.

Wir begannen vor 17 Jahren eine sehr einfache Studie: Anfänglich verglichen wir die Halsted-Mastektomie mit der Quadrantenresektion, axillärer Dissektion und Radiotherapie, wobei alle Patienten mit positiven axillären Lymphknoten adjuvante CMF-Therapie erhielten.

Patientinnen mit klinischem oder mammographischem Verdacht auf ein Mammakarzinom mit weniger als 2 cm Durchmesser ohne tastbare Lymphknoten (t1, N0) wurden in die Studie aufgenommen und entweder in Halsted-Mastektomiegruppen oder in brusterhaltende Gruppen (QUART 1) (Abb. 1) randomisiert.

Die QUART besteht aus einer umfassenden Brustresektion, wobei darüberliegende Haut und die darunterliegende Fascia pectoralis entfernt werden, womit die »radikale« Entfernung des Primärtumors erzielt wird. Die axilläre

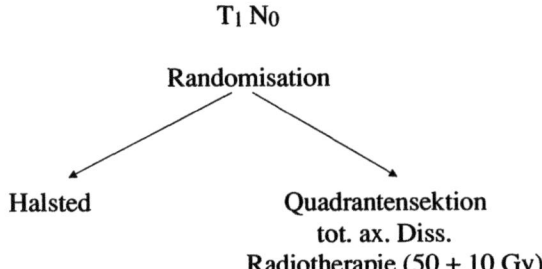

Alle N+-Fälle ⟶ CMF x 12 Monate

Abb. 1. Mailand-Studie I

Dissektion ist komplett, axilläre Knoten werden bis zur Spitze der Achselhöhle exzisiert. Die ipsilaterale Brust wird mit einer Dosis von 50 Gy über 2 opponierende tangentiale Felder mit Photonenhochvolttherapie (einem linearen Beschleuniger oder einer Kobalttherapie) behandelt und kegelförmig zusätzlich im Bereich der Haut um das Operationsgebiet mit 10 Gy bestrahlt.

Aus den im *New England Journal of Medicine* (1981) und im *European Journal of Cancer and Clinical Oncology* (1986) veröffentlichten Daten geht hervor, daß die Überlebensdauer beider Patientenkollektive vergleichbar ist (Tabelle 3).

Alle Parameter der 2 Therapiearme sind ähnlich und können daher miteinander verglichen werden. Die Anzahl der Lokalrezidive belief sich in der Halsted-Mastektomiegruppe auf 7, in der QUART-Gruppe auf 11; außerdem entwickelten 8 Patienten der QUART-Gruppe ein zweites Primärkarzinom im ipsilateralen Brustgewebe, während die Anzahl der kontralateralen Mammakarzinome im Halsted-Kollektiv 20 und im QUART-Kollektiv 18 betrug.

Tabelle 3. 10- und 13-Jahre-Gesamtüberleben in Abhängigkeit von der Therapie (96 %-Konfidenzintervall)

Therapie	N°	10-Jahres-Überleben (%)	13-Jahres-Überleben (%)
Halsted	349	76 (72 – 80)	69 (63 – 75)
Quart	352	79 (75 – 83)	71 (65 – 77)

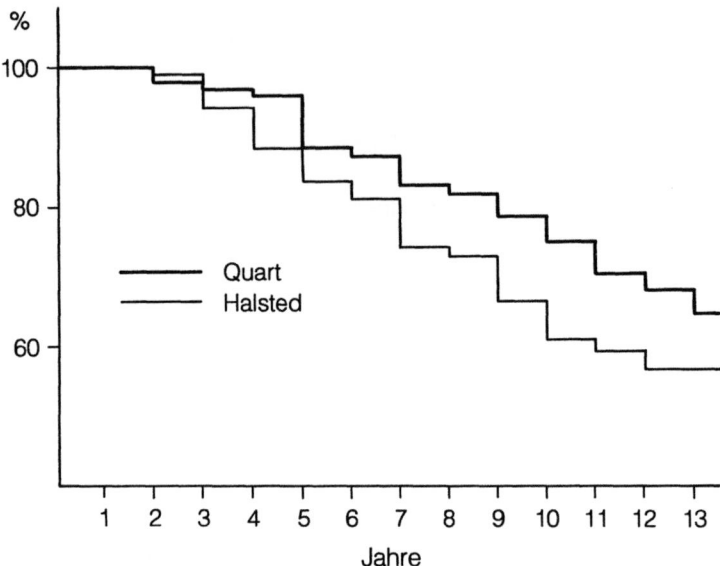

Abb. 2. Gesamtüberleben bei Patienten mit positiven axillären Lymphknoten

Alle Untergruppen ähnelten sich in Überlebensdauer und Rezidivfreiheit mit Ausnahme der Untergruppe jener Patientinnen mit histologisch positiven Axillärknoten, wobei die mit der QUART-Methode Behandelten höhere Überlebensraten aufwiesen als nach Halsted mastektomierte Paienten (Abb. 2).

Die Ergebnisse ließen den Schluß zu, daß radikale Mastektomie bei Brustkrebspatienten mit einem Karzinom, das kleiner als 2 cm ist, zu einer vermeidbaren Verstümmelung führt.

Zwischen 1985 und 1987 wurde eine zweite randomisierte Studie begonnen. Ihr Ziel war, die QUART-Technik mit einem weniger umfangreichen chirurgischen Eingriff, dem aggressive Strahlentherapie folgte (45 Gy mittels externer Hochenergieanwendung plus Implantation von IR192-Drähten, wodurch das Tumor-Bett mit zusätzlichen 15 Gy versorgt wurde (Abb. 3).

Die Operation bestand aus einer einfachen »Tumorektomie«, wobei die Tumormasse mit möglichst wenig peripherem Normalgewebe entfernt wurde. 705 Fälle mit Karzinom 2,5 cm bei makroskopischer Untersuchung wurden eingebracht. 360 wurden QUART behandelt, die restlichen 345 mit TART (Tumorektomie, axilläre Dissektion, Radiotherapie). 2% des QUART-Kollektivs und 14% der TART-Gruppe hatten positive Absetzungsränder; die Behandlung wurde nicht modifiziert. Trotz begrenzter Nachbeobachtungsdauer konstatierten wir innerhalb der »Tumorektomie«gruppe eine höhere Anzahl

$T_1T_2 < 2,5$ cm N_0N_1

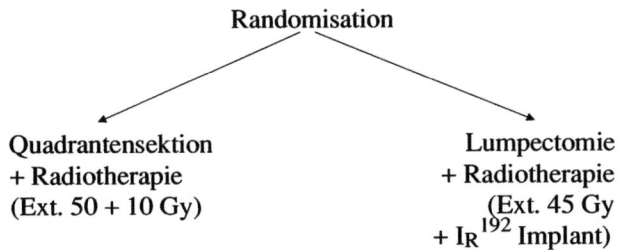

Abb. 3. Mailand-Studie II. Bei allen Fällen wurde eine axilläre Dissektion durchgeführt. Bei allen N+-Fällen wurde eine adjuvante Chemotherapie durchgeführt

(24) von Lokalrezidiven, als das bei der »Quadrantektomie«gruppe der Fall war (8).

1987 – 1989 begann man im Krebsforschungszentrum Mailand mit einer neuen Studie. Ziel der Studie war es, die klassische QUART-Methode mit einer rein chirurgischen aus Quadrantektomie und axillärer Lymphknotenentfernung bestehenden Technik (QUAD) zu vergleichen.

Strahlentherapie wurde beim zweiten Patientenkollektiv nur bei Lokalrezidiven angewandt.

Die möglichen Vorteile der Brusterhaltung durch alleinigen chirurgischen Eingriff sind folgende:

1. Die Behandlung ist einfacher und billiger, und es kann auf komplizierte Radiotherapietechnik verzichtet werden.
2. Mögliche Rezidive können ungestört durch Fibrose, welche Strahlentherapie mit sich bringt, klinisch und mammographisch leichter entdeckt werden.
3. Mögliche Spätfolgen der Strahlentherapie (wie z.B. pulmonale Fibrose und Herzschädigungen) können ebenso wie jegliches hypothetische onkogene Risiko ausgeschlossen werden. Die frühen Ergebnisse dieser Studien werden in zwei bis drei Jahren verfügbar sein.

In Großbritannien laufen derzeit mindestens drei Studien, in denen verschiedene brusterhaltende Techniken verglichen werden. In der schottischen Studie werden Patientinnen mit Brustresektion und geringer axillärer Dissektion gegenüber einem Kollektiv mit Brustbestrahlung und ohne Folgebehandlung randomisiert. Die Manchester-Studie randomisiert »Stage-I«-Patienten mit Brustresektion (ohne Achselausräumung) gegenüber einem Kollektiv, dessen gesamtes Brustgewebe direkt da bestrahlt wird, wo der Primärtumor lokalisiert war.

In der West-Midland-Studie schließlich werden Patienten randomisiert mit Brustresektion, Verzicht auf axilläre Dissektion und Strahlentherapie. Die ermutigenden Ergebnisse der kontrollierten, randomisierten Studie des Mailänder Krebsforschungsinstituts hatten zur Folge, daß sich die brusterhaltende Methode weitgehend durchsetzte und daß Ende 1988 mehr als 5000 Patientinnen eingeschränkt brusterhaltend operiert wurden.

In einer neuen Studie wurden 1232 Fälle mit folgender Zielsetzung analysiert:

1. Feststellung der Überlebenswahrscheinlichkeit dieser Patientinnen unter Berücksichtigung von Variablen hinsichtlich des Alters, der Charakteristik des Primärtumors und der axillären Lymphknoten.
2. Darstellung ungünstiger Faktoren (Lokalrezidive, zweite Primärtumoren der Brust, kontralaterale Karzinome, Fernmetastasen).
3. Vergleich der Überlebensdauer von Patientinnen, die im Rahmen einer klinischen randomisierten Studie behandelt wurden vs. Frauen, die routinemäßig außerhalb einer klinischen Studie therapiert wurden.
4. Berücksichtigung eines möglichen onkologischen Risikos der Strahlentherapie.

Die 1232 Fälle rekrutieren sich aus Patientinnen mit invasivem Brustkrebs von weniger als 2 cm Durchmesser, die von 1970 – 1983 mittels Quadrantektomie, axillärer Dissektion und Radiotherapie (QUART) behandelt wurden.

Pathologische Lymphknotenmetastasenbefunde ergaben sich in 32% der Fälle. Überlebensraten von 5 und 10 Jahren ab Operation lagen in 91% bzw. 78% der Fälle vor. Die kumulative Überlebenswahrscheinlichkeit verminderte sich mit ansteigender Tumorgröße: die Überlebenszeit von 7 Jahren betrug 84% bei den Fällen mit Tumorgröße von 1,6 2,0 cm und 94% bei Fällen mit weniger als 0,5 cm. Die Tumorlokalisation in der behandelten Brust spielte in bezug auf das langfristige Resultat eine untergeordnete Rolle.

Die Überlebenskurven von 352 im Rahmen einer randomisierten Studie Behandelter gegenüber denjenigen 880 routinemäßig Therapierter sprechen für sich selbst. 35 (2,8%) Lokalrezidive und 19 (1,6%) neue ipsilaterale Primärtumoren wurden festgestellt. 35 Frauen mit Lokalrezidiven oder Zweittumoren unterzogen sich einer weiteren Operation (24 Mastektomien, 11 »wide excisions«). 5 davon starben an Fernmetastasen des Mammakarzinoms, während 30 bei gutem gesundheitlichen Zustand überlebten. Im weiteren Verlauf verzeichnete man 45 Karzinome der kontralateralen Brust.

Das Ergebnis dieser Analyse einer Vielzahl von T1-Tumoren bestätigte erneut die Zuverlässigkeit der kombinierten radiochirurgischen brusterhaltenden Behandlung.

Unlängst, im Januar 1988, wurde eine neue, prospektive Studie mit dem Ziel begonnen, Mastektomie bei Frauen mit Tumoren 3,0 cm zu umgehen, indem die Behandlung mit primärer Chemotherapie initiiert wird.

Diagnosen durch Feinnadelaspiration wurden durch offene Biopsie bestätigt. Folgende Parameter ließen sich dadurch bestimmen: ER- und PgR-Rezeptoren, Thymidin Labeling Index, Ploidie, HER-2/neue Onkogene.

Die ersten beiden Gruppen von 33 Patientinnen wurden mit CMF behandelt (3 Zyklen und 4 Zyklen), 2 Gruppen wurden mit FAC behandelt (3 Zyklen und 4 Zyklen), eine 5. Gruppe wurde mit FEC behandelt (3 Zyklen), während die 6. FNC erhielt.

Die Resultate waren sehr ermutigend. Die Ansprechrate war hoch, deshalb konnten wir in mehr als 85% aller Fälle Quadrantenresektion anstatt wie ursprünglich vorgesehen Mastektomie durchführen.

Fazit: Brusterhaltende Behandlung des Mammakarzinoms von geringer Größe scheint eine beachtliche Errungenschaft moderner multidisziplinärer Onkologie zu sein, wohingegen bei größerer Tumormasse brusterhaltende Behandlung in einer Vielzahl der Fälle möglich scheint, vorausgesetzt, der Operation geht eine primäre Chemotherapie voraus.

Literatur

Veronesi U, Saccozzi R, Del Vecchio M et al. (1981) Comparing radical mastectomy with quadrantectomy, axillary dissection, and radiotherapy in patients with small cancers of the breast. N Engl J Med 305:6-11

Veronesi U, Banti A, Del Vecchio M et al. (1986) Comparison of Halsted mastectomy with quadrantectomy, axillary dissection, and radiotherapy in early breast cancer: long-term results. Eur J Cancer Clin Oncol 22:1085-1089

Die Entwicklung der Neonatologie in Deutschland

V. V. LOEWENICH

Definition des Begriffes »Neonatologie«

Neonatologie als hybrides griechisch-lateinisches Kompositum bedeutet wörtlich »Neugeborenenkunde«. So ist die Neonatologie zu einem Teil in der Tat die Wissenschaft von Neugeborenen, vom gesunden wie vom kranken. Gleichzeitig ist sie aber auch Neugeborenenheilkunde, in praxi sogar weit überwiegend.

Neonatologie ist eine Sparte der Kinderheilkunde. Fast könnte man die Neonatologie als die Allgemeinmedizin eines zirkumskripten Lebensalters bezeichnen, vergleichbar der Geriatrie am anderen Lebensende. Aus dieser Breite der Neonatologie ergibt sich, daß sie kooperativ ausgeführt werden muß. Sie ist auf die Zuziehung von Spezialisten aus anderen pädiatrischen Disziplinen angewiesen, z.B. aus der pädiatrischen Kardiologie, Neurologie, Endokrinologie oder Metabolik. Daher ist die feste Verankerung der Neonatologie in der Kinderheilkunde eine Notwendigkeit. Daneben ist Neonatologie Dienstleistung für die Geburtshilfe und damit sozusagen die Stoßstelle zwischen Frauen- und Kinderheilkunde. So ist heute eine Risikogeburtshilfe ohne Zuarbeit der Neonatologie weder denkbar noch verantwortbar. Geburtsmedizin und Neonatologie zusammen ergeben die perinatale Medizin; diese Definition muß angesichts einer immer noch zu beobachtenden Sprachverwirrung wieder und wieder betont werden.

Anfänge der Neonatologie

Hier lassen sich 2 Schienen der Entwicklung beobachten: eine in Deutschland und eine andere in den übrigen europäischen Ländern (England, Frankreich, Italien, Rußland).

In den letztgenannten entwickelte sich die Neugeborenenheilkunde aus der Tradition der Findelhäuser heraus. Schon zu Beginn des 19. Jahrhunderts wurden Kinderkliniken gegründet, in denen man sich u.a. intensiv um die Probleme von Neu- und Frühgeborenen kümmerte, die Bedeutung des Kältetraumas früh erkannte und ihm auch begegnete. Insbesondere in Frankreich wandte man sich seit Beginn des 19. Jahrhunderts der Reanimation, in einigen dann wieder steckengebliebenen Anfängen sogar der künstlichen Beatmung zu; Methoden zur künstlichen Ernährung wurden entwickelt. Ab etwa 1920 beginnt auch in den USA ein Aufschwung der Neugeborenenheilkunde, der später alle übrigen Länder überflügelt. 1947 wird dort durch Diamond die Austauschtransfusion bei Blutgruppeninkompatibilität eingeführt, 1953 beginnt Donald die maschinelle Beatmung in größerem Stil einzusetzen, allerdings gleichzeitig in Dänemark auch Friis Hanssen. Ab 1965 propagiert Butterfield in Denver die Regionalisierung von Hochrisikogruppen in perinatalmedizinischen Zentren [3]. 1960 wird von Alexander Schaffer die Neonatologie als Teilgebiet der Pädiatrie definiert. Seit 1975 existiert eine etablierte Weiterbildung auf dem Gebiet der Neonatologie mit Abschlußprüfung. Weitere Länder sind diesem Beispiel gefolgt [22].

In Deutschland verlief die Entwicklung anders [22]:

Kinderkliniken entstanden ab Mitte des 19. Jahrhunderts (Dresden, München, Berlin). Allerdings wurde die Behandlung Neugeborener nicht in die kinderklinische Medizin einbezogen, möglicherweise wegen der aus den Findelhäusern bekannten außerordentlich hohen Sterblichkeit hospitalisierter Neugeborener. Neugeborene und die wenigen überlebenden Frühgeborenen blieben in der Hand der Geburtshelfer. So stammen auch viele wesentliche Publikationen über Neugeborene bis in die 30er Jahre dieses Jahrhunderts hinein aus der Feder von Geburtshelfern. Kinderheilkunde begann gewissermaßen erst nach Überwindung der Neugeborenenphase.

In der ersten Hälfte unseres Jahrhunderts standen bei jungen Säuglingen Ernährungsstörungen auf dem Boden gastrointestinaler Infektionen ganz im Vordergrund des Interesses, waren sie doch mit einer erschreckend hohen Sterblichkeit belastet. In der Bekämpfung dieser Geißel hat die deutsche Pädiatrie Entscheidendes geleistet. Interessant, gerade auch im Lichte aktueller Strukturdiskussionen, ist die Geschichte der Emanzipation der Kinderheilkunde: Bis 1918, als die Kinderheilkunde Prüfungsfach wurde, hatte man erbittert um die »Einheit des Faches« innere Medizin gekämpft, unter deren Dach die Pädiatrie ein bescheidenes Dasein fristete. Besonders Heubner in Berlin ist es zu verdanken, daß die Kinderheilkunde ein selbständiges Fach wurde. Allerdings hinkten Strukturen hinter Tatsachen auch hier hinterher: Der berühmte »alte Jamin«, populärer Fachvertreter für Pädiatrie in Erlangen, war noch bis in die 30er Jahre Satellit der inneren Medizin; erst sein Nachfolger Vieten hatte ein eigenes Ordinariat inne.

Allerdings gab es bezüglich des Interesses an Neugeborenen innerhalb der Kinderheilkunde auch im deutschsprachigen Raum Ausnahmen: Der Pädiater Ritter v. Reus in Wien, der im Weibelschen Handbuch der Frauenheilkunde einen auch heute noch sehr beachtenswerten Beitrag zur Neugeborenenmedizin schrieb und 1914 ein System zur Anwendung des kontinuierlichen positiven Atemwegsdrucks (CPAP) bei neonatalen Atemstörungen publizierte, v. Pfaundler, dessen Arbeiten zum Apnoesyndrom der Frühgeborenen heutige Leser in Erstaunen versetzen, oder in besonderem Maße der Finne Arvo Ylppö, der inzwischen über 100 Jahre alte »Archiater« Skandinaviens. Ypplö, der ab 1911 am Kaiserin Auguste Victoria Haus (KAV) in Berlin mit Arbeiten zur Neugeborenenmedizin hervortrat, hatte dort ein System von Neu- und Frühgeborenen-Spezialabteilung mit angeschlossener Entbindungsabteilung eingeführt und beachtliche Erfolge, vor allem auch auf wissenschaftlichem Gebiet erzielt [30]. Offenbar war dieses Modell einer perinatalen Medizin, obwohl aus heutiger Sicht das einzig richtige, seiner Zeit so weit voraus, daß es keine Nachahmung fand, ja 1946 auch am KAV wieder abgeschafft wurde. Ein noch früheres Beispiel eines »perinatalmedizinischen Zentrum« war das 1845 eingeweihte Dr. Christ'sche Kinderhospital in Frankfurt a.M., das eine Geburtsklinik mit einer auch Neugeborene versorgenden Kinderklinik verband [29]. Allerdings war der Gründer und Direktor dieser Einrichtung, Dr. Theobald Christ, Frauenarzt und nicht Kinderarzt. Leider verschwand auch dieses Modell wieder.

Auch nach dem 2. Weltkrieg finden sich in Deutschland nur relativ wenige akademische Pädiater, die ihre Tätigkeit der Neugeborenenheilkunde widmen. Einige von ihnen seien hier genannt: Leonore Ballowitz, Hans Ewerbeck, Jörn Gleiss, Ulrich Keuth im Westen, Inge Rapoport an der Charité in Berlin-Ost. Ewerbecks vielbeachtetes Buch über Krankheiten des Neugeborenen und des Säuglings (1962) hieß noch *Der Säugling* [5]. Eine der ersten Monographien über eine neonatologische Krankheit stammt aus der Feder von U. Keuth: *Das Membransyndrom* [9]; allerdings gibt es hier einen inzwischen wieder berühmt gewordenen Vorgänger, E. Jörg, der mehr als ein Jahrhundert zuvor unter dem Titel *Die Fötuslunge im geborenen Kind* als Geburtshelfer das gleiche Krankheitsbild mit den Mitteln und aus der Sicht seiner Zeit bereits meisterhaft beschrieben hat [8].

Ganz wesentliche Anstöße kamen auch in unserer Zeit aus der Geburtshilfe: die Einführung der Austauschtransfusion in Deutschland 1948 durch den Frankfurter Geburtshelfer A.W. Schwenzer oder das 1961 erschienene Buch von E. Saling *Das Kind im Bereich der Geburtshilfe* [26], das geradezu eine neue Epoche des Verständnisses für das Kind vor, während und unmittelbar nach der Geburt einleitete. Hier war die Geburtshilfe der deutschen Pädiatrie bezüglich des Interesses am Neugeborenen damals erheblich voraus. Auch die Monographie *Fetale Gefahrenzustände* [11] von Fred Kubli muß hier genannt werden.

Ein deutlicher Aufbruch ist seit der Mitte der 60er Jahre zu beobachten: 1964 – 1966 führte der Pädiater Hans Ewerbeck in den von ihm jeweils zusammen mit einem Gynäkologen geleiteten Bad Schachener Gespräch Kinderärzte und Frauenärzte zur gemeinsamen Diskussion zusammen [6]; man kann diese Symposien als die direkten Vorläufer der perinatalmedizinischen Kongresse bezeichnen.

1967 gründete dann E. Saling die weltweit erste Gesellschaft für perinatale Medizin mit dem Ziel, interdisziplinär und kooperativ das Wissen um das noch nicht geborene und das neu geborene Kind zu vermehren.

Wie diese Zusammenarbeit damals auch in praxi zustandekam, mag am Beispiel der Universitätskliniken in Frankfurt a.M. dargestellt werden:

Otto Hövels hatte sich vor seiner Berufung auf den Lehrstuhl für Kinderheilkunde (1965) mit der Säuglingssterblichkeit befaßt und herausgefunden, daß der Gipfel der gesamten Sterblichkeit im ersten Lebensjahr am ersten Lebenstag und hier wiederum in den ersten drei Stunden nach der Geburt zu finden war [16]. Sein einleuchtender Schluß war, daß man sogleich nach der Geburt anzusetzen habe, wolle man Entscheidendes zur Verbesserung dieser Situation unternehmen. Mit seinem Plan, eine Einheit zur Behandlung gefährdeter Neugeborener direkt neben dem Kreißsaal einzurichten, lief er bei Otto Kaeser und dessen Oberarzt Fred Kubli an der Frauenklinik offene Türen ein. Ab 1967 wurde die Einrichtung einer Intensivstation für Neugeborene neben dem Kreißsaal im Neubau der Frauenklinik betrieben. Nach einer für die öffentliche Hand typisch langen Bauzeit konnte diese Station 1972 eröffnet werden, in ihrer Art die erste in Westdeutschland. Aufgrund von Hochschulrahmengesetz und hessischem Universitätsgesetz wurde anläßlich der Gründung des Zentrums der Kinderheilkunde dort eine eigene Abteilung für Neonatologie eingerichtet.

Hiermit war die Voraussetzung geschaffen für eine Regionalisierung von Risikogeburten in einem perinatalmedizinischen Zentrum. Diese Regionalisierung kam allerdings nur zögernd zustande; in Frankfurt wurde sie erst ab 1981 zunehmend und mittlerweile so gut wie ausnahmslos akzeptiert. Hingegen war die 1974 gegründete Abteilung für Neonatologie in Tübingen von Anfang an ein Beispiel für strikte Regionalisierung. Ihr Leiter, H. Mentzel, konnte die Richtigkeit dieses Konzeptes anhand seiner mehrfach vorgelegten Erfolgszahlen immer wieder eindrucksvoll belegen [17]. Sonst dominierte im westlichen Deutschland eine andere Lösung, der pädiatrische Abholdienst. Da ärztlich nicht begleitete Transporte vital bedrohter Neu- und Frühgeborener diesen Kindern nur schlechte Chancen hinsichtlich eines ungeschädigten Überlebens boten, fanden sich Neugeborenen-Fachleute bereit, solche Patienten in den verschiedenen Frauenkliniken ihrer Region zu behandeln und unter intensivmedizinischen Bedingungen in die Kinderklinik zu transportieren. Wie wir heute wissen und vorrechnen können, war dies der oft einzig mögliche, aber dennoch falsche Weg. M. Obladens aufrüttelnde Publikationen aus seiner Bochumer Zeit Mitte der 80er Jahre zeigen dies exemplarisch [20, 21]. Die Zahlen der hessischen Perinatalstudie lassen ohne weiteres errechnen, daß die perinatale Sterblichkeit kleiner Frühgeborener, d.h. von Kindern mit einem Geburtsgewicht unter 1500 g, in einem Zentrum genau halb so hoch ist wie im Durchschnitt des restlichen Landes, obwohl es dort weitere Zentren gibt, deren Zahlen allerdings aus datenrechtlichen Gründen zur Berechnung nicht zur

Verfügung standen [14]. Hätten wir Zentren gegen transportierende Kinderkliniken rechnen können, wäre der Unterschied mit Sicherheit noch weitaus drastischer ausgefallen. Zahlen aus Augsburg, von H. Saule zur Verfügung gestellt [27] (persönliche Mitteilung 1990), zeigen exakt die gleichen Ergebnisse. Arbeiten aus dem Ausland, besonders den USA, gibt es zuhauf, die ebenfalls die Überlegenheit der Regionalisierung beweisen (s. u.a. bei [14]). Dennoch ist die Zentralisierung von Hochrisikogeburten im westlichen Deutschland bis heute die Ausnahme geblieben. Sehr viele Geburtshelfer sind nicht bereit, diese rund 3% ihrer Geburten im Interesse der Kinder abzugeben, die meisten Pädiater holen willfährig oder notgedrungen die Kinder ab, und – das darf nicht verschwiegen werden – an den meisten Orten fehlen die baulichen und organisatorischen Voraussetzungen zur Regionalisierung der Hochrisikogeburt überhaupt. Das europäische und das überseeische Ausland sind uns hier voraus. Auch wirtschaftlich wesentlich weniger florierende Länder, z.B. Spanien, haben entsprechende Zentren (Hospital materno-infantil). Die DDR führte 1970 ein flächendeckendes Regionalisierungsprogramm ein [22]. In Westdeutschland gibt es auf ärztliche Initiative entstandene wenige Zentren mit konsequenter Regionalisierung, die je nach Region mehr oder weniger gut von Geburtshelfern akzeptiert werden. Neben den oben erwähnten Orten muß hier auch Heidelberg genannt werden, wo Fred Kubli nach jahrelangen Bemühungen und Kämpfen endlich erfolgreich war. Lediglich im Bundesland Nordrhein-Westfalen wurde im »Landesprogramm für Mutter und Kind« die Regionalisierung der Hochrisikogeburt in perinatalmedizinischen Zentren zum von der Landesregierung getragenen Programm, dessen Umsetzung in vollem Gange ist. Im übrigen Bundesgebiet besteht hier ein noch sehr erheblicher Nachholbedarf.

Erfolge der Neonatologie

Zu Beginn der 60er Jahre betraf die bereits oben erwähnte hohe Frühsterblichkeit Neugeborener mehrheitlich ausgetragene Kinder. Mit der Entstehung einer kindorientierten Geburtsmedizin und der Einbeziehung der Pädiater in die Erstversorgung änderte sich das Bild: Nicht mehr schwer asphyktische Neugeborene bevölkerten die Neugeborenen- bzw. Frühgeborenenstationen, sondern zunehmend mehr und immer kleinere Frühgeborene. Ich selbst kann mich sehr gut an das Verschwinden der gefürchteten Mekoniumaspirationen, einer Asphyxiefolge, parallel zur stetig weiteren Verbreiterung des subpartalen Kardiotokogramms erinnern. Eine Renaissance der Mekoniumaspiration erlebten wir allerdings als kurze Episode Mitte der 70er Jahre, als eine Frauenklinik unseres Einzugsbereichs mit »naturbelassener Geburtsleitung« Profil gewann und die Folge der grünen Geburtshilfe die Aspiration grünen Mekoniums war. Nach Erkennen dieser Konsequenzen haben die dortigen Kollegen ihre Einstellung zur Überwachung der Geburt allerdings sofort korrigiert.

Ganz im Vordergrund der Frühgeborenenproblematik standen die Atemstörungen aufgrund der Unreife der Lungen. Sauerstofftherapie allein half nur in leichtesten Fällen. Maschinelle Beatmung mit aus heutiger Sicht unbrauchbaren Geräten wurde zwar durchgeführt, die Erfolge waren indessen nicht ermutigend. Hieran war sicher z.T. schuld, daß anfangs keine klaren Vorstellungen über die Indikationen zur Beatmung bestanden. Noch 1970 wurde auf dem deutschen Kinderärztekongreß ernsthaft angezweifelt, daß es überhaupt Indikationen zu einer maschinellen Beatmung gebe, bemerkenswerterweise von Pädiatern, die in späteren Jahren ganz ausgezeichnete Erfolge mit dieser Methode erzielten und die auch damals schon als besonders erfahren galten. Zwei Gründe für den Aufschwung der Atemtherapie nach 1970 kann man retrospektiv feststellen:

Das bessere bzw. wachsende Verständnis für die Pathophysiologie neonataler Atemstörungen, aus dem sich auch eine breitere Indikationsstellung ergab, und die Verbesserung der Beatmungstechnik. Bei letzterer kam der Durchbruch mit einer »Entfaltungsbeatmung«: Schon der Übergang von druckgesteuerter Beatmung zu einer Beatmungsform mit inspiratorischem Druckplateau, z.B. mit dem alten Engström-Respirator oder dem Draeger-Spiromat, verbesserte die Ergebnisse beachtlich. Aber auch die Kombination von positivem endexspiratorischem Druck mit herkömmlicher Beatmung, auch druckgesteuerter, verbesserte die Erfolgsraten. Ab 1970 wurde der PEEP, d.h. der positive endexspiratorische Druck eingeführt [13]. Gleichzeitig empfahl E.O.R. Reynolds ein inverses Ein-Aus-Atemverhältnis [25]. Mit letztgenannter Methode, die ebenfalls auf ein PEEP hinauslief, allerdings einen nicht quantifizierbaren, erlebten wir einen kaum für möglich gehaltenen Durchbruch bei der Behandlung des Atemnotsyndroms, allerdings um den Preis einer heute geradezu abenteuerlich anmutenden Pneumothoraxrate von gut 70%. Mit zunehmender Erfahrung und mit Umrüstung der Geräte auf dosierbaren PEEP sank die Komplikationsrate stetig. Dennoch blieben die Überlebensraten extrem kleiner Frühgeborener (unter 1000 g Geburtsgewicht) entmutigend niedrig, bis sich um 1976 herum in vielen Institutionen auch hier eine Verbesserung anbahnte. Wir haben seinerzeit die intermittierende mechanische Ventilation (IVM nach Kirby) eingeführt [10], zunächst mit aus Einzelteilen des allen »Alt-Neonatologen« bestens erinnerlichen Fabrikates Bird selbst gebauten Maschinen oder mit von uns umgebauten Heyer-Respiratoren, dann aber mit dauerhaften Dräger-Babylog-I-Geräten, die nach einer Generalüberholung heute noch bei uns laufen. IMV bedeutet, daß ein kontinuierlicher Gasstrom am Patienten vorbeizieht, aus dem der Patient über Tubus und T-Stück beliebig einatmen und in ihn hinein ausatmen kann. Druckbegrenztes Blocken des Gasstroms distal des Patienten bewirkt eine maschinelle Inspiration. Diese kann durch Verlängern der maschinellen »Ausatemzeit« (besser: »Nicht-Beatmungszeit«) mehr und mehr rarifiziert werden, wodurch der Patient langsam und schonend von voller mechanischer Beatmung zu einer Spontanatmung geführt werden kann. Erst auf diese Weise gelang uns die regelmäßige Entwöhnung auch kleinster Frühgeborener von der Beatmungsmaschine. Selbstverständlich kann das plötzliche Absinken der Mortalität extrem Frühgeborener nicht allein der Beatmungstechnik zugeschrieben werden. Auch die Infusionstherapie wurde mit mehr Verständnis für die Pathophysiologie des unreifen Wasserhaushalts eingesetzt, die Beurteilung der Kinder wurde routinierter, und die Rückwirkung auf das Vorgehen des Geburtshelfers, besonders hinsichtlich seiner Einstellung zur extremen Frühgeburt, blieb angesichts besserer Prognosen nicht aus, auch wenn dies nicht ohne weiteres meß- oder sonst wie quantifizierbar ist.

Wie groß der Einfluß der Einstellung zum Patienten und seiner Prognose ist, hat Paul in seiner vielzitierten Arbeit von 1979 exemplarisch gezeigt [23]. Daß die ebenfalls nicht meßbare Größe des Problembewußtseins eine ganz wesentliche Rolle spielt, kann an einem weiteren Beispiel demonstriert werden, der Sepsis Neugeborener durch Streptokokken der Gruppe B. Diese Infektionen tauchten bei uns 1972 auf. Sie hatten hier wie andernorts eine Sterblichkeit von über 70%. Die initialen Symptome dieser schleichend beginnenden, dann aber rasant fortschreitenden Infektion sind sehr diskret und oft fehlleitend; Verwechslungen mit angeborenen Herzfehlern waren nicht ganz selten. Heute ist die Sterblichkeit an dieser Infektion niedrig und tendiert an manchen Orten gegen Null. Blutkulturen bleiben heute in diesen Fällen häufig steril. Was hat sich geändert? Die Kulturmedien sind nicht schlechter geworden, die antibiotische Behandlung ist die gleiche geblieben. Doch dank des gestiegenen Problembewußtseins wird heute sofort an diese Infektion gedacht. Diagnostik und Therapie setzen wesentlich früher ein. Daher gelangt in die Kulturflasche eine deutlich geringere, für das Anwachsen häufig zu geringe Keimzahl; die Antibiose trifft auf eine noch niedrigere Keimdichte und ist deshalb rasch erfolgreich, ein septischer Schock kommt nicht mehr zustande. Auch diese Erklärung ist nicht meß- oder beweisbar, sie ist aber die einzig plausible.

Besonders unspektakulär, aber dennoch bedeutsam ist der Einfluß des Patientenmonitorings. Bis in die zweite Hälfte der 60er Jahre hinein überlebten kleine Frühgeborene mit schweren pulmonalen Atemstörungen fast nie. Überlebende dieser Reifegruppe hatten als Atemstörungen allenfalls sog. Apnoe-Anfälle, ein bei kleinen Frühgeborenen häufig zu beobachtendes plötzliches Aussetzen der Atmung. Diese Apnoe-Fälle lassen sich leicht unterbrechen, vorausgesetzt man merkt sie. Ohne Monitor, nur durch Beobachtung, ist dies nicht möglich: Wir haben errechnet, daß eine Schwester während einer Nachtschicht jedes Kind 150mal besuchen muß, um es alle 10 Minuten mit einem Blick streifen zu können. Selbst unter solchen illusionären Bedingungen hätte jedes Kind 9 Minuten und 59 Sekunden Zeit, unbemerkt nicht zu atmen. Tatsächlich stellten diese Kinder die Mehrzahl unserer zahlreichen Patienten mit spastischen Paraparesen, ein Krankheitsbild, das seit fast zwei Jahrzehnten kaum noch beobachtet wird, früher aber die häufigste zerebrale Bewegungsstörung darstellte.

Hiermit ist bereits angesprochen, was die Neonatologen zunehmend mehr interessiert als die Mortalität, die *Spätmorbidität* ihrer Patienten. Mortalität und Letalität sind leicht zu messen und sicher auch ein guter Maßstab zur Qualitätskontrolle in der Medizin. Dennoch ist das weitere Schicksal unserer Patienten, wenngleich nicht so präzise definierbar, so doch von mindestens gleich großer sozialer und menschlicher Bedeutung. Gerade hier hat die Neonatologie, besser gesagt: haben moderne Geburtsmedizin und Neonatologie gemeinsam erhebliche Fortschritte erzielt. Es soll hier nicht eine Literaturübersicht vorgestellt, sondern nur an einige Arbeitsgruppen erinnert werden, die zeigen konnten, wie sich nicht nur die Überlebensrate sehr kleiner Frühgeborener, sondern auch deren Überlebensqualität erheblich verbessern ließ. Hier sind u.a. zu nennen Rawlings [24], Stewart [28], Hagberg [7], Michaelis [18] und viele andere.

Jeder ältere Neonatologe war zu Beginn seiner Tätigkeit immer wieder angegriffen worden, er erhalte Leben um den Preis geschädigten Überlebens. Es ist beruhigend festzustellen, daß derartige Einwände unbegründet geblieben sind. Zwar hat sich die Zahl zerebral geschädigter Kinder nicht senken lassen, wenn man die absoluten Zahlen betrachtet. Ganz wesentlich hat sich aber die Zahl gesund überlebender Kinder steigern lassen, d.h. die Schädigungsrate wurde sehr erheblich gesenkt. Hatten noch die Erhebungen von Frau Drillien in den 50er Jahren [4], d.h. vor der Existenz einer neonatalen Intensivmedizin, eine Rate schwerer zerebraler Schäden von fast 70% bei Kindern mit einem Geburtsgewicht unter 1500 g demonstriert, so sank diese Rate in den 80er Jahren auf weniger al 10%. Lediglich bei extrem unreifen Kindern (Geburtsgewicht unter 1000 g) müssen wir heute noch mit Schädigungsraten bis etwa 40% rechnen; aber auch das ist wesentlich weniger als die von Drillien ermittelten 70% bei nach unserer heutigen Anschauung »großen Kindern« bis 1500 g Geburtsgewicht. Bezüglich detaillierterer Informationen sei auf den von Fred Kubli et al. 1988 herausgegebenen Symposionsband *Perinatal events and brain damage in surviving children* [12] hingewiesen.

Aktuelle Probleme und Zukunftsperspektiven der Neonatologie

Zwar sind die pulmonalen Atemstörungen Frühgeborener auch heute noch keineswegs als problemlos zu bezeichnen. Dennoch sind sie bis auf Ausnahmen in der Regel beherrschbar. Die bereits oben beschriebenen Beatmungsverfahren haben hier einen wertvollen Beitrag geleistet. Neue Methoden sind in jüngster Zeit hinzugekommen. Hier ist in erster Linie der Ersatz des in der unreifen Lunge fehlenden Surfactant zu nennen. Über diese Therapie wurden in den letzten Jahren die in der Pädiatrie bislang größten und bestorganisierten kooperativen Studien weltweit geführt. Sie brachten, kurz zusammengefaßt, folgende Ergebnisse:

Die mit einer Traumatisierung der Lunge verbundene Dosierung der Beatmung kann reduziert werden. Die Rate der Air-leaks, insbesondere das Auftreten eines Pneumothorax, kann drastisch vermindert werden. Auch die Sterblichkeit war bei behandelten Patienten in den meisten Studien geringer; allerdings darf man nicht vergessen, daß in die Sterblichkeit auch alle übrigen lebensbedrohenden Krankheiten eingehen, die dank der Beherrschung der Atemstörung u.U. überhaupt erst erlebt werden. Die Rate von Hirnblutungen sank in einigen Studien, in anderen nicht. Chronische Lungenveränderungen wurden etwas seltener, verschwanden aber nicht. Zusammenfassend kann man sagen, daß diese kostspielige Therapie gerechtfertigt ist, da sie die Behandlungsdauer abkürzt und die Behandlungsergebnisse merklich verbessert, auch wenn sie nicht alle Lungenprobleme wie erhofft aus der Welt schafft; dafür hat sie bei richtig indiziertem Einsatz keine unerwünschten Nebenwirkungen. Ein weiteres interessantes Behandlungsprinzip ist die Hochfrequenzoszillationsbeatmung. Sie ist in ihrer Wirkungsweise noch keineswegs durchschaubar, hat aber wertvolle Hilfe bei der Behandlung frühzeitig auftretender Luftlecks in den Lungen geleistet. Hier ist noch eine Verbesserung unserer therapeutischen Möglichkeiten zu erwarten. Als spektakulärste Methode hat in den letzten Jahren die extrakorporale Membranoxygenierung (ECMO) auf sich aufmerksam gemacht. Diese sehr aufwendige Methode kann einige Kinder retten, die mit den bisher beschriebenen Methoden nicht am Leben zu erhalten sind. Allerdings ist die ECMO für die kleinsten Frühgeborenen nicht nutzbar zu machen, so daß ihr Einsatz auf wenige Kinder, z.B. mit primärer pulmonaler Hypertension, beschränkt bleibt. Schon die Lungenhypoplasie ist eine fragliche Indikation, da ECMO nicht beliebig lange durchgehalten werden kann, sondern in der Regel nach einigen Tagen abgebrochen werden muß. Es ist zu hoffen, daß hier weitere Entwicklungen neue Möglichkeiten eröffnen.

Nicht befriedigend gelöste Probleme sind die schon erwähnten chronischen Lungenveränderungen, die bronchopulmonale Dysplasie (BPD), die zwar heute meistens nicht mehr in so schwerer Form beobachtet wird wie in den Jahren nach der Erstbeschreibung, dennoch zu einer Behinderung für die betroffenen Kinder werden kann oder gelegentlich auch heute noch lebenslimitierend wirkt. Ein weiteres sehr drückendes Problem ist die aus vielen gerichtlichen Auseinandersetzungen auch der Öffentlichkeit bekannte Retinopathie der Frühgeborenen, früher als retrolentale Fibroplasie (RLF) bezeichnet. Die ursprüngliche Meinung, die Ursache dieser bis zur Blindheit führenden Krankheit sei die Überdosierung von Sauerstoff, hat sich leider als weitaus zu primitiv erwiesen; sonst hätte man gelernt, diese Netzhautveränderung zu vermeiden. Neben einer großen Zahl inzwischen identifizierter Risikofaktoren bleibt unbestritten die Unreife des Sehorgans der wesentliche Risikofaktor, so daß letztendlich nur die Vermeidung bzw. das Hinausschieben der zu frühen Geburt eine wirksame Prophylaxe ist. Operative Maßnahmen am Augenhintergrund bei frühen Stadien haben bescheidene Erfolge beschert, das Problem jedoch nicht lösen können.

Hauptsorge aller Neonatologen bleibt die Vermeidung zerebraler Spätschäden. Die minutiöse und kontinuierliche Überwachung der Blutgase und des Blutdrucks sind eine Voraussetzung, die heute auf den meisten Intensivstationen gegeben ist. Die Vermeidung von Zwischenfällen, die das Gehirn bedrohen können, z.B. das Auftreten eines Spannungspneumothorax, ist ein stets beachtetes Ziel.

Auch die Geburtsleitung kann in diese Prophylaxe eingeschlossen werden. Hier ist die perinatalmedizinische Kooperation unentbehrlich, in die beide beteiligten Fachgebiete ihre Kenntnisse und Fertigkeiten einzubringen haben. Beispiele einer solchen Kooperation sind die im o.g. Symposionsband von F. Kubli [12] enthaltenen Arbeiten zum Einfluß der Geburtsmechanik auf die Häufigkeit intracranieller Blutungen (Brand u. Saling [2] sowie Loewenich u. Halberstadt [15]).

Einen besonders hohen Stellenwert scheint die gekonnte und sofort wirksame Erstversorgung bei der Geburt zu sein. H. Mentzel hat in dem o.g. Band von F. Kubli (1988) eine kleine, aber recht eindrucksvolle Statistik hierzu veröffentlicht [17]. Die bereits erwähnten Arbeiten von M. Obladen [20, 21] haben die Weichen stellende Bedeutung der Qualität der Erstversorgung schlagend bewiesen. Die Kenntnis dieser Zusammenhänge zwingt uns heute dazu, die Regionalisierung von Hochrisikogeburten in perinatalmedizinischen Zentren ohne jedes Wenn und Aber zu fordern. Jede Abweichung von diesem Prinzip ist leichtfertig und nicht mehr zu verantworten [14, 22].

Allerdings haben uns epidemiologische Erhebungen der letzten Jahre, z.B. von Karin Nelson [19] in den USA oder Fiona Stanley [1] in Australien gelehrt, daß im Gegensatz zu den kleinen Frühgeborenen bei reif geborenen Kindern zerebrale Schäden ihren Ursprung seltener in der Periode unmittelbar um die Geburt herum als in einer Zeit mehr oder weniger lange vor der Geburt haben. Hier sind Verbesserungen von einer Weiterentwicklung der pränatalen Diagnostik zu erwarten, deren Evaluierung dann postnatal mit Hilfe der Neonatologie erfolgen muß.

Heutige Situation der deutschen Neonatologie

Hinsichtlich ihrer klinischen Leistungsfähigkeit erfüllt die deutsche Neonatologie alle heutigen Anforderungen. Sie tut dies allerdings unter sehr schwierigen Bedingungen:
 Die Zahl der Pflegekräfte ist erschreckend niedrig. Dies ist nicht ein aktuelles Phänomen, sondern ein schon lange vor dem heute so vielbeschworenen Pflegenotstand bekannter Mißstand. Nach einer von F. Pohlandt im Auftrag der Deutsch-Österreichischen Gesellschaft für Neonatologie und pädiatrische Intensivmedizin 1989 durchgeführten Umfrage müßte bei 70% der pädiatrischen Intensivstationen der Schwesternschlüssel verdoppelt werden, um eine Personalausstattung zu erreichen, wie sie den Empfehlungen der Deutschen Krankenhausgesellschaft von 1969 bzw. 1974 entspricht, von den mehr als berechtigten Anforderungen einschlägiger Fachgesellschaften ganz zu schweigen. Keine der befragten Abteilungen hatte einen Schlüssel von 3 Pflegekräften auf einen Beatmungsplatz aufzuweisen, wie er von der Deutschen Interdisziplinären Vereinigung für Intensivmedizin als Minimum gefordert wird und in anderen Ländern (Schweiz, Großbritannien, USA) selbstverständlich ist.
 Hinsichtlich der wissenschaftlichen Leistung der deutschen Neonatologie sind gewisse Unterschiede z.B. zu den USA festzustellen. Innerhalb der deutschen Neonatologie gibt es ausgezeichnete wissenschaftliche Leistungen. Allerdings kann die deutsche Neonatologie nicht mit einer so breiten wissenschaftlichen Leistungsfähigkeit aufwarten wie einige andere Länder. Es ist sicher problematisch, Gründe hierfür zu nennen. Dennoch drängen sich einige Unterschiede z.B. zu den USA auf. Dort ist die ärztliche Besetzung vergleichbarer Einheiten weitaus reichlicher. Die übliche Arbeitseinteilung bedeutet: 4 Monate im Jahr klinische Routine, 8 Monate wissenschaftliche Arbeit. Es liegt auf der Hand, daß Wissenschaft unter solchen Bedingungen konsequenter und auch professioneller betrieben werden kann als bei uns, wo diese Tätigkeit in der Regel »Feierabendarbeit« bleiben muß. Der Blick auf die Menge guter Beiträge aus der nordamerikanischen Neonatologie in den Abstractheften von *Pediatric Research* ist für uns beeindruckend und gleichzeitig deprimierend. Mehrere andere pädiatrische Disziplinen haben es da besser, werden ihre Vertreter doch weitaus weniger in der klinischen Routine beansprucht. Neonatologen haben die höchste zeitliche Präsent in der klinischen Routine, tags, nachts und am Wochenende. Dem steht eine in der deutschen Pädiatrie in aller Regel schlechte Stellung des Neonatologen im Kreise der Kollegen gegenüber. Nicht selten wird völlig zu Recht vom »Intensivknecht« gesprochen, den man braucht, der wegen seiner Forderungen nach Geräten und Mitteln lästig ist und der in der Hierarchie des Faches nicht aufsteigt. Verständlicherweise hat sich deshalb in den letzten Jahren Unmut unter den Neonatologen breitgemacht. Dieser bezieht ganz ausdrücklich auch Strukturen der akademischen Pädiatrie

ein. So ist die Zahl etablierter Abteilungen für Neonatologie vergleichsweise klein, trotz der quantitativen Bedeutung dieser Spezialität, die an manchen Universitätskliniken ein Drittel bis die Hälfte der stationären Patienten betreut. Während die pädiatrische Kardiologie an 27 westdeutschen Fakultäten 15 selbständige Abteilungen vorweisen kann, kann dies die Neonatologie nur an 8 Stellen, wobei 2 dieser Abteilungen nur die konservative Neonatologie vertreten ohne deren interessanteste Sparte, die neonatologische Intensivmedizin. Die meisten Abteilungen finden sich in Nordrhein-Westfalen und in Baden-Württemberg, keine einzige findet man in Bayern, obwohl es dort genügend hervorragende Neonatologen gibt. An der Ludwig-Maximilians-Universität in München wurde sogar kürzlich die von seiten der Geburtshilfe beantragte Einrichtung einer Abteilung für Neonatologie von den Pädiatern mit Erfolg verhindert, worauf der gerade in Berufungsverhandlungen stehende international renommierte Neonatologe (H. Versmold) dem von ihm zusammen mit seinen geburtshilflichen Kollegen aufgebauten Zentrum den Rücken kehrte. Auch wenn dieses Beispiel im Interesse der Neonatologie, besonders aber im Sinne einer qualifizierten perinatalmedizinischen Arbeit zu beklagen ist, so sei nicht verschwiegen, daß an anderen Orten mehr Einsicht zu finden ist und daß auch in den Gremien der Muttergesellschaft, der Deutschen Gesellschaft für Kinderheilkunde, das Verständnis für die Subspezialität Neonatologie inzwischen sehr gewachsen ist.

Derzeit werden von der Deutsch-Österreichischen Gesellschaft für Neonatologie und pädiatrische Intensivmedizin Weiterbildungsordnungen für die von ihr vertretenen Spezialitäten erarbeitet zwecks Vorlage bei der Bundesärztekammer, und das mittlerweile im guten Einvernehmen mit der Muttergesellschaft. Diskutiert wird, in welcher Form der Qualifikationsnachweis für Neonatologie erbracht werden soll, und wie er dann umzusetzen sei. Nach aktueller oder vielleicht auch nur noch aktueller Weiterbildungsordnung scheint ausschließlich eine Teilgebietsbezeichnung in Frage zu kommen. Unbestritten ist, daß die Neonatologie ein Teil der Kinderheilkunde ist, und daß die Weiterbildung in der gesamten Kinderheilkunde Voraussetzung für die Qualifizierung in Neonatologie sein muß.

Literatur

1. Blair E, Stanley FJ (1988) Intrapartum asphyxia: A rare cause of cerebral palsy. J Pediatr 112:515–519
2. Brand M, Saling E (1988) Obstetrical factors and intracranial hemorrhage. In: Kubli F et al. (12) pp 216–227
3. Butterfield LJ (1972) Regional newborn care. American Medical Association, Proceedings of the Quality of Life

4. Drillien CM (1968) Causes of handicap in the low weight infant. In: Aspects of prematurity and dysmaturity. Stenfert Kroese, Leiden, pp 288 – 302
5. Ewerbeck H (1962) Der Säugling. Springer, Berlin Göttingen Heidelberg
6. Ewerbeck H, Friedberg V (Hrsg) (1965) Die Übergangsstörungen des Neugeborenen und die Bekämpfung der perinatalen Mortalität. Thieme, Stuttgart
7. Hjalmarsson O, Hagberg B, Hagberg G (1988) Epidemiologic panorama of brain impairments and causative factors Swedish experiences. In: Kubli F et al. [13], pp 28 – 38
8. Jörg E (1835) Die Fötuslunge im geborenen Kind. Gebhardt, Grimma
9. Keuth U (1965) Das Membransyndrom der Früh- und Neugeborenen. Springer, Berlin Heidelberg New York (Experimentelle Medizin, Pathologie und Klinik, Band 16)
10. Kirby R, Robison E, Schulz J, de Lemos RA (1972) Continuous-flow ventilation as an alternative to assisted or controlled ventilation in infants. Anesth Analgesia 51:871 – 875
11. Kubli F (1966) Fetale Gefahrenzustände. Thieme, Stuttgart
12. Kubli F, Patel N, Schmidt W, Linderkamp O (1988) Perinatal events and brain damage in surviving children. Springer, Berlin Heidelberg New York London Paris Tokyo
13. Kumar A, Falke KJ, Geffin B, Aldredge C, Laver MB, Lowenstein E, Pontoppidan H (1970) Continuous positive-pressure ventilation in acute respiratory failure. Effects of hemodynamics and lung function. N Engl J Med 283:1430 – 1436
14. Loewenich V v (1986) Regionalisierung der perinatalen Medizin: Wohin gehört die Neonatologie? (Editorial) Klin Pädiatr 198:431 – 434
15. Loewenich V v, Halberstadt E (1988) Prevention of intraventricular hemorrhage: Role of atraumatic birth and section. In: Kubli F et al. [12], pp 228 – 234
16. Lorenz E (1976) Analyse der Säuglingssterblichkeit der Stadt Nürnberg in den Jahren 1962 – 1966. Dissertation, Universität Frankfurt
17. Mentzel H (1988) Improved outcome of very low birthweight infants 1977 – 1986. Critical analysis of results and possible mechanisms. In: Kubli F et al. [12], pp 273 – 281
18. Michaelis R, Stötter M, Buchwald M, Rohr M, Mentzel H (1978) Ergebnisse der Intensivüberwachung und Intensivtherapie bei Neugeborenen mit sehr niedrigem Geburtsgewicht. Dtsch Med Wochenschr 103:1404 – 1408
19. Nelson KB, Ellenberg JH (1987) The asymptomatic newborn and risk of cerebral palsy. Amer J Dis Child 141:1333 – 1335
20. Obladen M (1985) Das Risiko, geboren zu werden. Forum Kinderheilk 1:17 – 22
21. Obladen M, Heemann U, Hennecke KH, Hanssler L (1985) Ursachen neonataler Letalität 1981 –1983: Eine regionale Analyse. Z Geburtsh Perinatol 189:181 – 187
22. Obladen M, Loewenich V v (1990) Modelle der Versorgung von Frühgeborenen und kranken Neugeborenen eine Strukturanalyse. Monatsschr Kinderheilk 138:637 – 642
23. Paul RH, Kee Seng Koh, Monfared AH (1979) Obstetric factors influencing outcome in infants weighing from 1,001 to 1,500 grams. Amer J Obstet Gynecol 133:503 – 508
24. Rawling G, Reynolds EOR, Stewart A, Strang LB (1971) Changing prognosis for infants of very low birth weight. Lancet II:516 – 519

25. Reynolds EOR (1971) Effect of alterations in mechanical ventilator settings on pulmonary gas exchange in hyaline membrane disease. Arch Dis Childh 46:152 – 159
26. Saling EZ (1961) Das Kind im Bereich der Geburtshilfe. Thieme, Stuttgart
27. Saule H (1987) Auswirkungen des Geburtsortes auf Mortalität und Morbidität dysmaturer Neugeborener. Geburtsh Frauenheilk 47:30 – 34
28. Stewart A (1982) Follow up bei Kindern mit sehr niedrigem Geburtsgewicht (VLBW). In: Huch A, Huch R, Duc G, Rooth G (Hrsg) Klinisches Management des »kleinen« Frühgeborenen (unter 1.500 g). Thieme, Stuttgart, S 915
29. Thomann-Honscha C (1988) Die Entstehung der Säuglings-Fürsorge in Frankfurt am Main bis zum Jahre 1914. Dissertation, Universität Frankfurt
30. Ylppö A (1987) Mein Leben unter Kleinen und Großen. Erinnerungen. Anläßlich seines 100. Geburtstags aus dem Finnischen übersetzt von L. und E. Schmidt. Hansisches Verlagskontor, Lübeck

Vier Jahre Neonatologie
im Perinatalzentrum Heidelberg

O. LINDERKAMP

Kubli hat wiederholt auf die Bedeutung von Perinatalzentren zur Verringerung von Sterblichkeit und Langzeiterkrankungen Hochrisikoneugeborener hingewiesen (Kubli 1986, 1987). Diese Erkenntnis beruht auf zahlreichen Untersuchungen, die gezeigt haben, daß sich Mortalität und Langzeitmorbidität Frühgeborener unter 1500 g um etwa 50% vermindern lassen, wenn sie in einem Perinatalzentrum geboren werden (Literatur bei Linderkamp u. Versmold 1987). In den meisten entwickelten Ländern haben diese Ergebnisse zur Einrichtung flächendeckender Perinatalzentren (»Regionalisierung«) geführt. Eine von Kubli (1986) bei führenden angelsächsischen Neonatologen durchgeführte Umfrage über den optimalen Standort neonataler Intensiveinheiten hat ergeben, daß sie ausnahmslos den optimalen Standort in der Frauenklinik sehen, wenn Frauen- und Kinderklinik nicht im gleichen Gebäude angesiedelt sind. Außerdem sprachen sie sich mit wenigen Ausnahmen für das Konzept der Regionalisierung aus. Diese Einstellung von Neonatologen überrascht nicht, denn mit dem vergleichsweise geringen Aufwand, den die Regionalisierung erfordert, lassen sich sonst in der Pädiatrie keine so durchschlagenden Erfolge erzielen.

Obgleich der In-utero-Transfer bei hohem Risiko für Mutter und/oder Kind international akzeptierter Standard geworden ist, ist die BRD noch immer weit von einer flächendeckenden Regionalisierung entfernt: Nur etwa 20% der Hochrisikoneugeborenen werden in der Bundesrepublik in Perinatalzentren (d.h. in Frauenkliniken mit Neugeborenen-Intensivstation im gleichen Haus) geboren (Obladen 1988; Boenisch 1991). 80% werden vom Transportdienst der nächstgelegenen Kinderklinik versorgt und dann in eine Kinderklinik transportiert. Entsprechend ungünstig sind die Überlebenschancen kleiner Frühgeborener in der BRD (McIlwaine et al. 1990).

Durch die Initiative Kublis wurde 1986 in der Universitäts-Frauenklinik Heidelberg eine Neugeborenenintensivstation mit 4 Intensiv-Beatmungs-Plätzen und 4 Intensivüberwachungsbetten eingerichtet, die ärztlich zur Abteilung Neonatologie der Universitäts-Kinderklinik gehört. Hierdurch können wir die Auswirkungen eines erst kürzlich eröffneten Perinatalzentrums auf die Mortalität und Langzeitmorbidität von Hochrisikoneugeborenen in einem der wohlhabensten Länder der Welt erfassen. Obgleich in anderen westlichen Ländern günstige Wirkungen flächendeckender Perinatalzentren als selbstverständlich angenommen werden, wird dies in Deutschland noch immer von einigen Pädiatern und Frauenärzten bestritten. Dies Thema ist somit gerade in Deutschland äußerst aktuell, zumal es neuerdings zunehmend von Politikern und den Medien aufgegriffen wird. In dieser Arbeit zeigen wir die Entwicklung der Mortalität kleiner Frühgeborener (500 – 1499 g) im Perinatalzentrum Heidelberg im Vergleich mit den Zahlen des gesamten Landes Baden-Württemberg. Außerdem werden vorläufige Ergebnisse von Langzeitproblemen Frühgeborener beschrieben. Aus diesen Daten werden Schlüsse für die Einrichtung von Perinatalzentren gezogen.

Geburtenzahl, Sterblichkeit und Spätfolgen Frühgeborener im Perinatalzentrum Heidelberg

In Baden-Württemberg hat die Gesamtzahl der lebend geborenen Neugeborenen von 94414 im Jahre 1984 auf 111600 im Jahre 1989 (+18%) zugenommen (Statistisches Landesamt Baden-Württemberg; Tabelle 1). Die Zahl der lebend geborenen Frühgeborenen mit einem Geburtsgewicht von 500 – 1499 g stieg in dieser Zeit von 706 auf 914 (+29%). 1984 wiesen 5,5%, 1989 5,7% aller lebend geborenen Neugeborenen Geburtsgewichte unter 2500 g auf. 1984 besaßen 0,75% ein Geburtsgewicht von 500 – 1500 g. 1989 stieg der Anteil sehr kleiner Frühgeborener auf 0,82%.

Die Entwicklung der Geburtenzahlen in der Universitäts-Frauenklinik Heidelberg wurde wesentlich durch die Einrichtung der Neugeborenenintensivstation im Jahre 1986 beeinflußt, da hierdurch zunehmend mehr Hochrisikoschwangere eingewiesen und Hochrisikoneugeborene geboren werden. An der Universitäts-Frauenklinik Heidelberg nahm die Zahl sehr kleiner Frühgeborener (500 – 1499 g) von im Mittel 28 jährlich in den Jahren 1983 – 1985 auf 104 im Jahre 1989 zu (+271%). Die Daten der Jahre 1983 – 1985 wurden wegen der kleinen Zahl zusammengefaßt. Tabelle 2 zeigt, daß

Tabelle 1. Geburtenzahlen in Baden-Württemberg[a]

	1984	1989 (Zunahme in %)
Gesamtzahl	94414	116600 (+ 18 %)
2500 g	89231	105285 (+ 18 %)
500 – 2500 g	5.183	6315 (+ 22 %)
500 – 1499 g	706	914 (+ 29 %)
500 – 999 g	223	319 (+ 43 %)
1000 – 1499 g	483	595 (+ 23 %)

[a] Lebendgeborene; Statistisches Landesamt Baden-Württemberg

Tabelle 2. Geburtenzahlen der Universitäts-Frauenklinik Heidelberg[a]

	1983/85[b]	1989
Gesamtzahl	1323	1717 (+ 30 %)
> 2500 g	1109	1392 (+ 26 %)
500 – 2500 g	214	325 (+ 52 %)
500 – 1499 g	28	104 (+ 271 %)
500 – 999 g	10	38 (+ 380 %)
1000 – 1499 g	18	66 (+ 267 %)

[a] Lebendgeborene
[b] 1983 – 1985 wurden wegen der kleinen Zahl Frühgeborener zusammengefaßt (Zahlen sind Mittelwerte dieser 3 Jahre)

die Zahl der reifen Neugeborenen (2500 g) um 26% und damit nur ein wenig mehr als im gesamten Land Baden-Württemberg zugenommen hat, wobei auch dieser Anstieg zum wesentlichen Teil auf vermehrter Einweisung von Hochrisikoschwangeren beruht.

Tabelle 3 zeigt die Sterblichkeit unter Einschluß der Frühgeborenen mit Fehlbildungen, die kein Überleben ermöglichen (sog. ungereinigte Sterblichkeit). Dargestellt ist die Sterblichkeit in den ersten beiden Lebensmonaten, die sicher zu erfassen ist. Die Sterblichkeit von Frühgeborenen mit einem Gewicht von 500 – 1499 g betrug 1983 – 1985 in Baden-Württemberg 29%, an der Universitäts-Frauenklinik Heidelberg 28%. In Baden-Württemberg nahm die Sterblichkeit nur wenig auf 23% im Jahre 1989 ab, während sie im Perinatalzentrum Heidelberg auf 12% zurückging.

Tabelle 3. Lebendgeborene Frühgeborene (500 – 1499 g Geburtsgewicht) und ihre Sterblichkeit in den ersten beiden Lebensmonaten in Baden-Württemberg und im Perinatalzentrum Heidelberg

	Baden-Württemberg		Heidelberg	
	Gesamtzahl	Verstorben	Gesamtzahl	Verstorben
1983 – 1985[a]	2174	629 (29 %)	84	23 (28 %)
1986	781	212 (27 %)	59	13 (22 %)
1987	832	195 (23 %)	90	11 (14 %)
1988	886	201 (23 %)	89	13 (15 %)
1989	914	213 (23 %)	104	12 (12 %)

[a] 1983 – 1985 wurden wegen der kleinen Zahl Frühgeborener in Heidelberg zusammengefaßt

Die Sterblichkeit Frühgeborener mit einem Gewicht von 500 – 1499 g liegt somit im gesamten Land Baden-Württemberg doppelt so hoch wie im Perinatalzentrum Heidelberg. Dabei war der Tod bei 64% aller in den Jahren 1986 – 1989 in Heidelberg verstorbenen Frühgeborenen auf schwere Fehlbildungen (Heidelberg ist ein Zentrum pränataler Diagnostik) oder Lungenhypoplasie infolge extrem frühen Blasensprungs zurückzuführen. Dieser Anteil ist extrem hoch. Somit kann aus den Daten der Tabelle 3 geschlossen werden, daß jedes Jahr viele Frühgeborene wegen fehlender Perinatalzentren sterben. Hinzu kommt eine relativ hohe pränatale und intrapartale Sterblichkeit Frühgeborener, die außerhalb von Perinatalzentren geboren werden (McIlwaine et al. 1990). Sie beruht zu einem wesentlichen Teil auf unzureichender geburtshilflicher und neonatologischer Versorgung und ist somit ebenfalls teilweise vermeidbar.

Die schwerwiegendsten Langzeitprobleme entwickeln sich bei Frühgeborenen durch Schädigung des Gehirns oder der Netzhaut. Diese Schäden entstehen insbesondere, wenn die Sauerstoffzufuhr, künstliche Beatmung, Herztätigkeit und der Kreislauf nicht ständig überwacht und Störungen nicht sofort behandelt werden. Mangelhafte Überwachung und Behandlung sind unvermeidbare Folgen von Transporten Frühgeborener, Personalmangel und schlecht ausgebildetem Personal sowie fehlenden Überwachungs- und Behandlungsgeräten auf überfüllten Neugeborenenintensivstationen.

Entwicklungsneurologische Nachuntersuchungen an der Universitäts-Kinderklinik Heidelberg zeigen, daß der Anteil an Frühgeborenen mit Hirnschäden seit 1986 (d.h. seit Bestehen des Perinatalzentrums) stetig abnimmt. Für endgültige Schlußfolgerungen sind die Nachbeobachtungszeiten allerdings noch zu kurz. Verläßliche Daten liegen uns zur Häufigkeit von Netzhautschäden (Retinopathien) vor (Seiberth et al. 1990): Von 1986 – 1988 konnten 147 im Perinatalzentrum Heidelberg geborene Frühgeborene und 93 aus anderen Frauenkliniken in die Kinderklinik Heidelberg transportierte Frühgeborene unter 1500 g über längere Zeit augenärztlich nachuntersucht werden. Eine schwere Retinopathie mit möglicherweise (Grad 3) oder wahrscheinlich (Grad 4) schwerer Beeinträchtigung des Sehvermögens entwickelten 6 Frühgeborene nach Geburt im Perinatalzentrum (4%) und 9 nach Geburt in einer anderen Frauenklinik (10%). Die im Perinatalzentrum geborenen Frühgeborenen mit schweren Netzhautschäden waren wesentlich unreifer (24 – 27 Wochen, im Mittel 25,3 Wochen) als die nach der Geburt transportierten Frühgeborenen (25 – 32 Wochen; im Mittel 27,9 Wochen). Werden Frühgeborene gleichen Gestationsalters verglichen, so läßt sich nach diesen Untersuchungen das Risiko zu schwerer Beeinträchtigung des Sehvermögens durch Vermeidung des Transports sehr kleiner Frühgeborener um mehr als 50% senken.

Folgen unzureichender perinataler Versorgung

Aus den Daten des Heidelberger Perinatalzentrums ergibt sich, daß die Aussichten von Frühgeborenen, zu überleben und gesund zu bleiben, wesentlich günstiger sind, wenn sie in einem Perinatalzentrum geboren werden. Dies bestätigen frühere Untersuchungen, zumeist aus den USA (Ozminkowski et al. 1988; Tomich u. Anderson 1990; weitere Literatur s. Linderkamp u. Versmold 1987). Die Ergebnisse des Heidelberger Perinatalzentrums sind insofern bemerkenswert, als mit ihnen gezeigt wird, daß sich auch in einem wohlhabenden Land wie Baden-Württemberg mit günstiger Sozialstruktur die Aussichten kleiner Frühgeborener durch Geburt in einem Perinatalzentrum erheblich verbessern lassen.

Die unzureichende Versorgung Neugeborener muß nicht unmittelbar ihre Sterblichkeit erhöhen. Es droht aber eine Zunahme von schweren Schäden (Hirnschaden, Erblindung), wenn die lückenlose Überwachung und Behandlung wegen Überlastung des Personals unmöglich wird. Dies zeigen Zahlen aus Großbritannien: Dort wurden trotz steigender Anzahl Frühgeborener die Mittel für ihre Versorgung seit den 70er Jahren kaum noch erhöht mit der Folge einer erheblichen Zunahme des Anteils Frühgeborener mit schweren Hirnschäden (Pharoah et al 1990). Dagegen wurde in den USA (Philip et al. 1989; Grögaard et al. 1990), in Kanada (Saigal et al. 1989) und in Norwegen (Meberg 1990) gezeigt, daß sich die Häufigkeit schwerer Hirnschäden bei optimaler Betreuung in Perinatalzentren in den letzten Jahren weiter reduzieren ließ. Nachuntersuchungen von Frühgeborenen der Universitäts-Kinderklinik Tübingen haben ebenfalls gezeigt, daß sich die Prognose bei optimaler Betreuung erheblich verbessern läßt (Haas u. v.d. Schmitten 1988; Mentzel 1990).

Häufige Einwände gegen Perinatalzentren

Vier Einwände werden häufig gegen die Einweisung von Hochrisikoschwangeren in Perinatalzentren erhoben, auf die wir auf Grund unserer Erfahrungen mit dem Heidelberger Perinatalzentrum eingehen möchten:

1. Familien und Frauenärzte seien gegen die Einweisung in z.T. weit entfernte Perinatalzentren. Eine kürzlich durchgeführte Befragung von Eltern mit im Perinatalzentrum Heidelberg frühgeborenen Kindern ergab eindeutig, daß die Eltern die bessere Versorgung ihrer Frühgeborenen im Perinatalzentrum und die Vermeidung der Mutter-Kind-Trennung in den ersten Tagen als wesentlich wichtiger einschätzen als die zum Teil weite Entfernung zum Heimatort (Kuhnert u. Schmidt-Rathjens 1991). Die Zunahme der Zahl der in Heidelberg geborenen Frühgeborenen (Tabelle 2) seit Einrichtung des

Perinatalzentrums im Jahre 1986 zeigt die hohe Akzeptanz des Perinatalzentrums durch Eltern und Frauenärzte. Tatsächlich drängen gerade die Frauenkliniken der vom Perinatalzentrum Heidelberg versorgten Region auf eine Erweiterung der Neugeborenenintensivstation, damit sie bei steigender Geburtenzahl weiterhin alle Hochrisikoschwangeren in das Perinatalzentrum Heidelberg einweisen können.
2. Viele (oder gar die meisten) Hochrisikoschwangeren könnten nicht rechtzeitig in ein Perinatalzentrum eingewiesen werden. Von den Geburtskliniken, die möglichst alle Hochrisikoschwangeren in das Perinatalzentrum Heidelberg überweisen, transportieren wir jährlich etwa 10 – 20 Frühgeborene mit einem Gewicht unter 1500 g, deren Mütter nicht mehr rechtzeitig in das Perinatalzentrum verlegt werden konnten. Dies zeigt, daß mehr als 80% der Hochrisikoschwangeren rechtzeitig vor der Geburt ihres frühgeborenen Kindes in ein Perinatalzentrum überwiesen werden können, wenn die Frauenärzte dies wollen und genügend Neugeborenenintensivbetten vorhanden sind. Der Platzmangel der Neugeborenenintensivstationen in den Perinatalzentren zwingt aber zu vermehrten Abweisungen von Hochrisikoschwangeren und damit wieder zu mehr Transporten Frühgeborener.
3. Die Neugeborenensterblichkeit nehme in der Bundesrepublik ab und sei inzwischen auch im internationalen Vergleich relativ niedrig. Dieser Einwand verkennt, daß die Neugeborenensterblichkeit in erster Linie von der sozioökonomischen Struktur abhängt (Schneider 1991): Die sozioökonomische Struktur determiniert einerseits die Sterblichkeit reifer Neugeborener (Chitty u. Winter 1989), andererseits die Anzahl untergewichtiger Neugeborener (Langkamp et al. 1990). In Baden-Württemberg wiesen 1989 5,7% der lebend geborenen Kinder ein Geburtsgewicht von 500 – 2499 g auf, trugen aber zu 67% der Sterblichkeit in den ersten beiden Lebensmonaten bei. Bei einem Anteil von 0,82% trugen die sehr kleinen Frühgeborenen (500 – 1499 g) zu 47% der gesamten Sterblichkeit Neugeborener in den ersten beiden Lebensmonaten bei. Verdoppelung des Anteils sehr kleiner Frühgeborener bei ungünstigen sozioökonomischen Verhältnissen durchaus realistisch (Langkamp et al. 1999) erhöht bei gleicher Mortalitätsrate von 23% (Tabelle 3) die gesamte Neugeborenenmortalität um 0,19%. Umgekehrt würde durch Halbierung der Sterblichkeit sehr kleiner Frühgeborener in Baden-Württemberg die gesamte Zweimonatssterblichkeit von 0,41 auf 0,31% abnehmen und damit das Ergebnis Schwedens erreichen, das eine ebenso günstige Sozialstruktur aufweist wie Baden-Württemberg. Die besseren Zahlen Schwedens dürften auf der konsequenten Regionalisierung der Geburtshilfe und Neonatologie in Perinatalzentren beruhen.
4. In Perinatalzentren würden vermehrt behinderte Kinder überleben, die sonst gestorben wären. Abgesehen davon, daß sich hinter dieser Kritik ein erschreckendes Euthanasiedenken offenbart, ist der Einwand falsch. Tatsächlich überleben in Perinatalzentren einzelne behinderte Kinder, die ohne

optimale Versorgung verstorben wären. Es überleben aber wesentlich mehr Kinder völlig gesund, die früher gestorben oder behindert gewesen wären. Die Ablehnung von Perinatalzentren bedeutet somit, daß bewußt der Tod vieler gesunder Kinder in Kauf genommen wird, um das Überleben von einigen behinderten Kindern zu verhindern. Behinderungen nehmen v.a. zu, wenn Neugeborenenintensivstationen überfüllt sind und das Personal überlastet ist, da dann kontinuierliche Überwachung und Versorgung unmöglich werden. Hierdurch erklärt sich zumindest ein Teil der Zunahme hirngeschädigter Frühgeborener in Großbritannien (Pharoah et al. 1990). Wir benötigen somit große, leistungsfähige Neugeborenenintensivstationen in Perinatalzentren mit ausreichendem Personal, um bleibende Behinderungen zu vermeiden. Andererseits sollte aber die Intensivbehandlung auf Neugeborene begrenzt werden, die kein hohes Risiko bleibender Schäden aufweisen. Hack u. Fanaroff (1989) haben gezeigt, daß Frühgeborene mit einem Gestationsalter von 24 Wochen und weniger auch bei optimaler Betreuung in einem Perinatalzentrum und selten ohne schwere Schäden überleben. Dies entspricht auch unseren Erfahrungen. Diese extrem unreifen Frühgeborenen sollten deshalb nur in Ausnahmefällen intensivmedizinisch betreut werden. Auf das vermehrte Überleben von extrem unreifen Frühgeborenen wird auch die in Südschweden beobachtete Zunahme von Hirnschäden zurückgeführt (Hagberg et al. 1989). Zur Vermeidung von bleibenden Behinderungen Frühgeborener müssen Geburtshelfer und Neonatologen Techniken entwickeln, um Ursachen von Schädigungen vor, während und nach der Geburt zu erkennen und zu verhindern (Kubli et al. 1988). Außerdem benötigen wir frühe und verläßliche Zeichen bleibender schwerer Hirnschädigungen, um gemeinsam mit den Eltern entscheiden zu können, ob eine Intensivbehandlung begonnen bzw. fortgeführt werden soll. Hierin liegt eine wichtige Aufgabe perinatologischer Forschung.

Struktur und Aufgaben von Perinatalzentren

Das Perinatalzentrum ist eine gemeinsame Einrichtung einer Frauenklinik und einer Kinderklinik, in der Geburtshilfe und Neonatologie räumlich eng verbunden sind. Am besten befinden sich Kinderklinik und Frauenklinik eng benachbart im gleichen Gebäude. Ist dies nicht der Fall, so muß einen Neugeborenenintensivstation als Außenstelle der Kinderklinik in der Frauenklinik eingerichtet werden. Die Neugeborenenintensivstation sollte unmittelbar neben dem Kreißsaal liegen, da unerwartete Notfälle meist im Kreißsaal auftreten, während man auf Notfälle bei Kaiserschnittgeburten eher vorbereitet ist. Enge Zusammenarbeit von Geburtshilfe und Neonatologie allein ergibt noch kein Perinatalzentrum, wenn sie in verschiedenen Häusern angesiedelt sind, ist aber die Basis des Erfolgs eines Perinatalzentrums.

Die Frauenklinik sollte eine leistungsfähige Geburtshilfe, pränatale Diagnostik und Reproduktionsmedizin enthalten. Die Neonatologie sollte über ein eigenes Team an neonatologisch ausgebildeten Ärzten und Kinderkrankenschwestern mit einem verantwortlichen Abteilungsleiter, Transportdienst und oberärztlicher Rufbereitschaft verfügen. Die Neonatologie muß Teil einer leistungsfähigen Kinderklinik mit Kinderneurologie, Kinderkardiologie und Labors sein.

In das Perinatalzentrum sollten vorrangig Schwangere mit drohender Frühgeburt vor der 32. Woche (Zwillingen vor der 35. Woche), Drillings- oder Vielfachschwangerschaft, schweren Erkrankungen oder bedrohlichen Störungen des Feten bzw. Neugeborenen eingewiesen werden. Die rechtzeitige Verlegung ist bei etwa 80% der Hochrisikoschwangeren möglich.

Bedarf an Neugeborenenintensivbetten in Perinatalzentren

Ein Perinatalzentrum sollte eine Region mit etwa 8000 – 15000 jährlichen Geburten versorgen. Pro 10000 jährlichen Geburten werden im Mittel ständig 5,3 Neugeborene beatmet, 4 Neugeborene ohne Beatmung intensiv behandelt und 10 intensiv überwacht (Thieme u. Riegel 1989). Zur ausreichenden Betreuung aller schwer kranken Neugeborenen auch bei Spitzenbelegungen, die um bis zu 100% über der mittleren Belegung liegen kann, sollen 9 weitere Neugeborenenintensivbetten als Reserve vorhanden sein, da nicht zu verantworten ist, daß Hochrisikoschwangere und -neugeborene nicht ohne weiten Transport versorgbar sind. Kliniken der Maximalversorgung benötigen zusätzliche Neugeborenenintensivbetten für Kinder-, Herz- und Neurochirurgie sowie für Neugeborene mit seltenen Erkrankungen (z.B. Stoffwechsel) oder kompliziertem Verlauf (z.B. Langzeitbeatmung).

Aus der Zunahme der Zahlen Frühgeborener seit 1984 (Tabelle 1) und der Belegung der Neugeborenenintensivbetten durch Frühgeborene verschiedener Gewichtsgruppen (Thieme u. Riegel 1989) läßt sich für Baden-Württemberg insgesamt ein Mehrbedarf an Neugeborenenintensivbetten um 29% errechnen. Ähnliche Zahlen gelten für die gesamte Bundesrepublik. Hinzu kommt ein z.T. erhebliches Defizit an Neugeborenenintensivbetten in den Kliniken der Maximalversorgung mit Neugeborenenkinderchirurgie und -kardiochirurgie, da hier dank verbesserter Operationstechniken, der modernen Kinderanästhesie und Neugeborenenintensivpflege wesentliche Fortschritte zu verzeichnen sind.

Da Frauenkliniken ohne eigene Neugeborenenintensivstation zunehmend Hochrisikoschwangere in Perinatalzentren überweisen, trifft diese das Defizit an Neugeborenenintensivbetten besonders, zumal die Neugeborenenintensivstationen in Perinatalzentren oftmals viel zu klein angelegt wurden. Diese müssen daher zur Zeit etwa 50% der Hochrisikoschwangeren abweisen bzw. im Perinatalzentrum geborene Frühgeborenen in z.T. weit entfernte Kinderkliniken transportieren. Unzumutbare Gefahren für die kranken Neugeborenen und zusätzliche Belastungen für das knappe Personal sind die Folgen. Viele neonatologische Stationen und Abteilungen haben mit Überbelegung der Intensivbetten um bis zu 100% zu kämpfen. Wie in Heidelberg wird die Überbelegung dadurch ermöglicht, daß alle Intensivbetten durch beatmete Neugeborene belegt werden und Intensivbehandlung ohne Beatmung sowie Intensivüberwachung außerhalb der Intensivstationen erfolgt. Hierdurch wird das Personal der Intensivstationen und das der Normalstationen überlastet und überfordert; die schwer kranken Neugeborenen werden unzureichend versorgt. Weiterhin bedeutet dies, daß die Aufnahmemöglichkeiten ständig erschöpft sind, also keine Intensivbetten für Zeiten mit besonders hohem Aufkommen an kranken Neugeborenen vorgehalten werden können. Kommt es trotz aller Warnungen von Neonatologen und Geburtshelfern nicht zu einer raschen Erweiterung der Neugeborenenintensivstationen, so werden in Deutschland Sterblichkeit und Langzeitschäden Frühgeborener bald wieder zunehmen.

Literatur

Boenisch H (1991) Gefährdung von Neugeborenen beim Transport zur Kinderklinik. Monatsschr Kinderheilkd (in Druck)

Chitty LS, Winter RM (1989) Perinatal mortality in different ethnic groups. Arch Dis Child 64:1036 – 1041

Grögaard JB, Lindstrom DP, Parker RA, Culley B, Stahlman MT (1990) Increased survival rate in very low birth weight infants (1500 grams or less): no association with increased incidence of handicaps. J Pediatr 117:139 – 146

Haas G, aus der Schmitten I (1988) Decreasing incidence of neurological morbidity and changes of perinatal care strategy in very low birthweight infants. In: Kubli F, Patel N, Schmidt W, Linderkamp O (ed) Perinatal event and brain damage in surviving children. Springer Berlin Heidelberg New York Tokyo, pp 282 – 285

Hack M. Fanaroff AA (1989) Outcomes of extremely-low-birth-weight infants between 1982 and 1988. N Engl M Jed 321:1642 – 1647

Hagberg B, Hagberg C, Olow I, Wendt L von (1989) The changing panorama of cerebral palsy in Sweden. The birth year period 1979 – 82. Acta Paediatr Scand 78:283 – 290

Kubli F (1986) Zur Versorgung der Neugeborenen in der Bundesrepublik. Geburtshilfe Frauenheilkd 46:404 – 405

Kubli F (1987) Das Risikoneugeborene im Spannungsfeld zwischen Geburtshilfe und Kinderheilkunde. Arch Gynecol Obstet 242:820

Kubli F, Patel N, Schmidt W, Linderkamp O (1988) Perinatal events and brain damage in surviving children. Springer, Berlin

Kuhnert V, Schmidt-Rathjens C (1990) Psychologische Evaluation von Eltern Frühgeborener des Perinatalzentrums Heidelberg. Diplom-Arbeit Psychologie, Universität Heidelberg

Langkamp DL, Foye HR, Roghmann KG (1990) Does limited access to NICU services account for higher neonatal mortality rates among blacks? Am J Perinatol 7:227 – 231

Linderkamp O, Versmold KT (1987) Das Transportproblem. Transport in utero gegen Transport des Neugeborenen. Arch Gynecol Obstet 242:829 – 836

McIlwaine GM, Verloove-Vanhorick SP, Mutch L et al. (1990) European Community collaborative study of outcome of pregnancy between 22 and 28 weeks' gestation. Lancet II:782 – 784

Meberg A (1990) Declining incidence of low birth weight impact on perinatal mortality and incidence of cerebral palsy. J Perinat Med 18:195 – 200

Mentzel H (1990) Die Versorgung von Hochrisiko-Neugeborenen. In: Kaulhausen H (Hrsg) Hochrisikogeburt 1989. Thieme, Stuttgart, S 165 – 171

Obladen M (1988) Akquiriert akzeptiert abonniert? Zur Situation der Neonatologie in Westdeutschland. Monatsschr Kinderheilkd 136:27

Ozminkowski JR, Wortman PM, Roloff DW (1988) Inborn/outborn status and neonatal survival: a meta-analysis of non-randomized studies. Stat Med 7:1207 – 1221

Pharoah POD, Cooke T, Cooke RWI, Rosenbloom L (1990) Birthweight specific trends in cerebral palsy. Arch Dis Child 65:602 – 606

Philip AGS, Allan WC, Tito AM, Wheeler LR (1989) Intraventricular hemorrhage in preterms infants: declining incidence in the 1980s. Pediatrics 797 – 801

Saigal S, Rosenbaum P, Hattersley B, Milner R (1989) Decreased disability rate amont 3-year-old survivors weighing 501 to 1000 grams at birth and born to residents of a geographically defined region from 1981 to 1984 compared with 1977 to 1980. J Pediatr 114:839 – 846

Schneider H (1991) Regionalisierung in der Geburtshilfe. In: Hickl EJ, Berg D (Hrsg) Gynäkologie und Geburtshilfe 1991. Springer, Berlin Heidelberg New York Tokyo

Seiberth V, Kühl G, Linderkamp O (1990) Retinopathy of prematurity: maternal versus neonatal transport. In: Huch A, Huch R, Duc G (ed) The very low birthweight infant. Thieme, Stuttgart

Thieme C, Riegel K (1989) Abschätzung des Bedarfs an Intensivbetten in der Neonatologie in Bayern anhand der Bayerischen Neonatal-Erhebung sowie der Bayerischen Perinatal-Erhebung. Perinat Med 1:24 – 33

Tomich PG, Anderson CL (1990) Analysis of a maternal transport service within a perinatal region. Am J Perinatol 7:13 – 17

Die Bedeutung Heidelbergs für die Entwicklung der Gynäkologie und Geburtshilfe vom Beginn des 19. bis ins 20. Jahrhundert

J. ZANDER

Die Entstehung der Heidelberger Medizinischen Fakultät geht zurück bis in das Jahr 1386 [36, 41]. Die Handschrift mit den ersten Statuten vom 26. Juli 1425, welche sich heute in der Bibliotheca Palatina im Vatikan befindet, war übrigens anläßlich der 600-Jahrfeier der Universität in der Heiliggeistkirche ausgestellt [34]. Es handelte sich um eine Nachbildung der ersten Statuten der Medizinischen Fakultät zu Köln von 1313. Erste Aufzeichnungen über Hebammenprüfungen von seiten der Fakultät finden sich aus dem Jahr 1679 [41]. Mit einer öffentlichen Vorlesung über die Entbindungskunst wurde erstmals Franz Gabriel Schönmetzel (1736 – 1785) auf Bitten der Studenten beauftragt. Gleichzeitig hielt er eine Vorlesung über die Geschichte der Medizin. Eine überregionale Bedeutung erhält die Medizinische Fakultät jedoch erst seit Beginn des 19. Jahrhunderts. Auch für die Entwicklung der Geburtshilfe und Gynäkologie gingen seitdem bedeutende Impulse zunächst von Mannheim und dann von Heidelberg aus. Dies trifft nicht nur für die Entbindungsanstalten in den beiden Städten und für die spätere Frauenklinik in Heidelberg, sondern ebenso für die chirurgische Klinik in Heidelberg zu. Sie stand in besonderer Weise mit an der Wiege der heutigen Gynäkologie.

Ich beschränke mich in meinen Ausführungen auf den Zeitraum bis zum Ende des Direktorats von Hans Runge. Die Begründung dafür ergibt sich aus dem letzten Absatz dieses Vortrags.

Erste Anregungen für die Entwicklung der Geburtshilfe im Mittelalter sind vielleicht schon von der Bibliotheca Palatina im Heiliggeiststift zu Heidelberg vor ihrer Überführung 1622 nach Rom ausgegangen. Sie enthielt 250 Handschriften medizinischen Inhalts [34]. Dazu gehörten die Schriften des Soranus von Ephesus, der zu Beginn des 2. Jahrhunderts n. Chr. als Geburtshelfer in Rom lebte, und des Muscio (Moschion), der um 500 n. Chr. ebenfalls in Rom lebte und dessen Werk sich im wesentlichen auf Soranus gründete [11]. Eucharius Roesslin (? – 1526), der Autor des ersten gedruckten Hebammenbuches *Der Schwangeren Frawen und Hebammen Rosengarten* von 1513 wirkte etwa ein Jahrhundert vor der Überführung der Bibliothek nach Rom für eine Weile als Arzt und Geburtshelfer in Worms am Rhein [11]. Medizinhistoriker und Geburtshelfer haben wiederholt auf die außerordentliche Ähnlichkeit der bildlichen Darstellung verschiedener Lageanomalien in der flaschenartigen Gebärmutter im Rosengarten mit den Abbildungen des Soranus-Moschion verwiesen, so z.B. 1902 der damalige Leiter der Münchner Gynäkologischen Poliklinik, Gustav Klein (zit. nach Fassbender [11]). Der Gedanke liegt nahe, daß Roesslin bei der räumlichen Nähe von Worms und Heidelberg Anregungen für sein Werk in der Palatina im Heiliggeistspital in Heidelberg fand. Nach Diepgen [9] war Roesslin für lange Zeit »der Hebammenlehrer Europas«. Mehr als hundert Ausgaben seines Werkes in fast allen europäischen Landessprachen sind inzwischen bekannt [10].

Kurfürst Karl Theodor (1724 – 1799)

Förderung der Naturwissenschaften und der Geburtshilfe in Mannheim

Die Entwicklung einer wissenschaftlich fundierten Geburtshilfe begann in Mannheim in der Regierungszeit des Kurfürsten Karl Theodor. Er zeigte großes Interesse für die Naturwissenschaften. Mit seiner Unterstützung wurde am 20. Oktober 1763 die Mannheimer Akademie der Wissenschaften als sog. Theodoro-Palatina eröffnet [21]. Zu den Gründungsmitgliedern gehörten auch Heidelberger Medizinprofessoren. Die Akademie bestand über 4 Jahrzehnte und ging dann in der wenig älteren bayerischen Akademie der Wissenschaften in München auf [21]. Drei Jahre nach ihrer Gründung rief Karl Theodor 1766 die Mannheimer Hebammenschule ins Leben [21]. In den Satzungen bestimmte er, daß in der Zukunft alle pfälzischen Hebammen hier auszubilden seien. Der 23jährige Lorenz Fischer aus Köln (1743 – 1810) wurde Leiter der Anstalt. Der ein Jahr ältere Franz Anton Mai (1742 – 1814) wurde Korepetitor.

Entbindungsanstalten mit Hebammenschulen waren schon in der 1. Hälfte des 18. Jahrhunderts in Frankreich, so z.B. 1728 in Straßburg, entstanden [15]. 1751 wurde in Berlin die 1. Hebammenschule in Charité unter Johann Friedrich Meckel (1724 – 1774) und in dem gleichen Jahr in Göttingen unter Johann Georg Roederer (1727 – 1763) gegründet. In Österreich hatte Gerard van Swieten (1700 – 1772) den öffentlichen Unterricht in der Geburtshilfe eingeführt. Joseph II. ließ in dem neuen allgemeinen Krankenhaus ein großes Gebärhaus errichten.

Für die Mannheimer Entwicklung spielte offensichtlich eine Rolle, daß die Gemahlin Karl Theodors, Fürstin Elisabeth Augusta (1721 – 1794), nach 19jähriger kinderloser Ehe endlich den ersehnten Stammhalter erwartete, der dann allerdings am 29. Juni 1761 unter der Geburt verstarb.

Franz Anton Mai (1742 – 1814)

Vorkämpfer für eine humane, vorsorgende Gesundheitspolitik und Sozialhygiene

Von der Mannheimer Gebäranstalt und Hebammenschule gingen in der Folge durch das Wirken von Franz Anton Mai (Abb. 1) außerordentliche Impulse aus. Kurfürst Karl Theodor, welcher sich Silvester 1777 unmittelbar nach dem Tode des bayerischen Kurfürsten Maximilian Joseph nach München begab, um dort die Regierungsgeschäfte zu übernehmen, widmete dann auch in Altbayern sein ganz besonderes Interesse der Entwicklung und Pflege der Geburtshilfe im Rahmen der allgemeinen Wohlfahrtspflege. Offenbar aufgrund seiner Mannheimer Erfahrungen sorgte er auch in München dafür, daß dazu zunächst einmal wichtige gesetzliche Voraussetzungen geschaffen wurden [45].[1]

Nachdem Heidelberg 1803 badisch wurde, erfolgte im März 1805 die Verlegung der Hebammenschule von Mannheim nach Heidelberg. Franz Anton Mai, der schon 1773 von Kurfürst Karl Theodor zum Extraordinarius der Medizinischen Fakultät in Heidelberg ernannt worden war, trat dort 1783 die Nachfolge von Schönmetzel an. 1798 war er Rektor der Heidelberger Universität, und 1805 – 1810 übernahm er dann auch die Leitung des von Mannheim nach Heidelberg verlegten sog. Accouchement-Instituts, welches damals im ehemaligen Dominikanerkloster untergebracht war. Am 20. April 1814 verstarb er im Alter von 70 Jahren.

Franz Anton Mai hat eine hervorragende biographische Darstellung durch den Freiburger Medizinhistoriker Eduard Seidler gefunden [37]. Seine Wirkungen und Ideen werden darin in den Rahmen des großen Themas jener Zeit »Medizin und Aufklärung« gestellt. *Lebensplan und Gesundheitsführung* lautet der Titel dieser Biographie. Sie enthält u.a. eine vollständige Aufstellung aller Veröffentlichungen von Franz Anton Mai [27]. In der Medizin der Gegenwart hat diese Gesamtthematik wieder eine außerordentliche Aktualität gewonnen. Franz Anton Mai war seiner Zeit in vieler Hinsicht voraus.

Er wurde am 17. Dezember 1742 in Heidelberg als Sohn eines kurfürstlichen Kaminfegers geboren. In Heidelberg studierte er zunächst Philosophie und anschließend Medizin und beendete beide Studien mit der Promotion. In der Geburtshilfe war er an der Einführung der sog. künstlichen Frühgeburt beteiligt. In England und Deutschland fand sie im Rahmen der geburtshilflichen Maßnahmen bei dem damals sehr häufig verengten Becken eine große Ver-

---

[1] Kurfürst Max III. Joseph hatte kurz vor seinem Tode durch Dekret vom 16. August 1877 die Hebammenschule in der Gebär-Anstalt im Hl. Geistspital ins Leben gerufen, 1782 schuf Kurfürst Karl Theodor die Voraussetzungen dafür, daß nunmehr auch Ärzte und Wundärzte in der »Entbindungskunst« unterrichtet wurden.

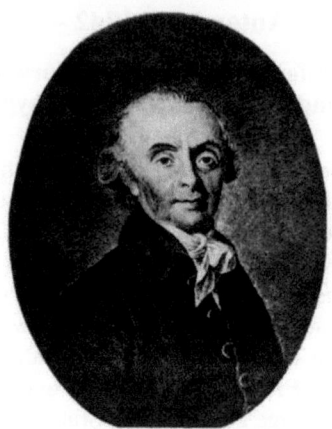

Abb. 1. Franz Anton Mai (1742 – 1814)

breitung, während man ihr in Frankreich unter dem Einfluß von Baudelocque eher mit Skepsis gegenüberstand. Der meist tödliche Ausgang des Kaiserschnitts für die Mutter konnte damit vermieden werden. Allerdings waren die Resultate für das Kind höchst unbefriedigend. Immerhin war es unter den damaligen Bedingungen schon ein Fortschritt, wenn zunächst einmal das mütterliche Leben gerettet werden konnte. Erst nach dem Absinken der mütterlichen Sterblichkeit wandte sich die Aufmerksamkeit bis in unsere Zeit mehr und mehr dem Kind zu.

Mai sah in der Entbindungsanstalt nicht nur eine Stätte der Ausbildung und Forschung, in der die Patientinnen mehr oder weniger zum Objekt für diese Ziele wurden, er sah darin v.a. auch eine Stätte für humanes ärztliches Wirken. Sein Leben lang hat er in heftiger Form gekämpft, dazu wenigstens einigermaßen günstige räumliche, organisatorische und personale Voraussetzungen zu schaffen.

Die Aktivitäten von Franz Anton Mai lagen zwar in ihrem Kern im geburtshilflichen ärztlichen Wirken. Sie gingen aber weit darüber hinaus und wandten sich im Rahmen der medizinischen Aufklärung an die breite Öffentlichkeit. Gleichzeitig legte er Initiativen für die Verbesserung der öffentlichen Gesundheitspflege und für gesetzgeberische Maßnahmen vor. Ebenso lag ihm die Krankenpflege sehr am Herzen. 1781 gründete er mit Genehmigung des Kurfürsten eine Schule für Krankenpflegerinnen und Krankenpfleger. Sein gesamtes Bemühen wurzelte in einem festen und unbeugsamen christlichen Glauben und in der damit verbundenen Sittenlehre.

Im Zentrum seiner Lehre stand insbesondere auch das Bemühen um die Erhaltung der Gesundheit und um entsprechende Vorsorgemaßnahmen. Zu seinen aufklärenden Schriften gehört u.a. ein *Gesundheitskatechismus zum Gebrauch in den Schulen und beim häuslichen Unterricht*. Wie wünschens-

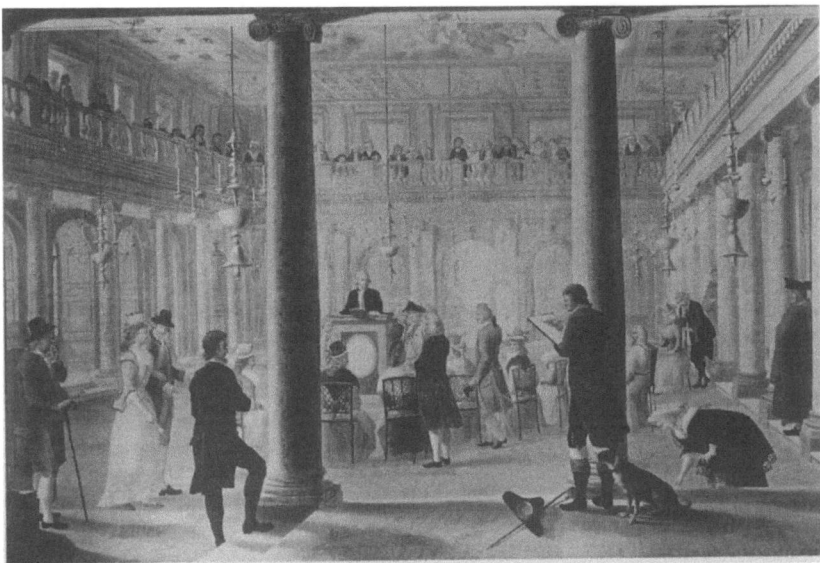

Abb. 2. Franz Anton Mai während einer Fastenpredigt im Konzertsaal des Nationaltheaters in Mannheim 1793. Ölbild von Sebastian Staasens im Kurpfälzischen Museum, Heidelberg

wert wäre ähnliches auch in unserer unmittelbaren Gegenwart! Großes Interesse fanden seine »Fastenpredigten«, auch als Vorlesungen über die Körper-Seelen-Diätetik bezeichnet, im herrlichen Konzertsaal des Mannheimer Nationaltheaters (Abb. 2), dessen Atmosphäre ich in meiner Mannheimer Soldatenzeit vor seiner Zerstörung im 2. Weltkrieg noch vielfach erleben durfte. Im Nationaltheater war Mai übrigens auch als Theaterarzt tätig. Er erlebte dort die Uraufführung der »Räuber« von Friedrich von Schiller am 13. Januar 1782. August Wilhelm Iffland, dem gewaltigen Franz Moor dieser Aufführung, gab er Ratschläge für seine eigene Gesundheitsführung. Sein Bemühen um die Erhaltung der Gesundheit erstreckte sich u.a. auch auf die damals so überaus beschwerlichen Reisen. Für die Einrichtung der Reiseapotheke gab er konkrete Ratschlägen.

Berühmt wurde sein fünfbändiges Werk *Stolpertus, ein junger Arzt am Krankenbett* (1777 – 1807), heute eine große bibliophile Kostbarkeit. Als Autor blieb er anonym. Es wurde lediglich angegeben: »von einem Pfälzer Patrioten«. Die Lektüre dieses Mahnwerks für junge Ärzte ist auch heute noch in höchstem Maße lehrreich, aber auch amüsant. Franz Anton Mai hat hier einen ganz eigenen Stil aus einer Mischung von kritischer Intellektualität, volkstümlicher, gelegentlich auch derber Ausdrucksweise, glaubhafter Humanität, in gewisser Weise naivem Sendungsbewußtsein, vielleicht auch einer guten Portion Schalk geprägt. Er gehört zu den Vorläufern der modernen sozialhygienischen Bestrebungen in der Medizin und hat in dieser Richtung die bestehenden Probleme seiner Zeit in drastischer Weise aufgezeigt. Sein Herz war vor allem bei jenen Armen und Minderbemittelten, welche damals im wesentlichen die Gebäranstalten aufsuchten. Zu seinen wesentlichen Motivationen gehörte es, viele dieser Frauen vor Verzweiflung und dem damals aus eben dieser Verzweiflung nicht selten resultierendem Kindsmord zu schützen.

Eduard Seidler [37] würdigt das Wirken von Franz Anton Mai am Abschluß seiner Monographie mit den folgenden Worten:

... Mai hat seine Ideen entsprechend im Impetus seiner Zeit in klar formulierten Gesetzesvorschlägen für den Staat zusammengefaßt. Aber er erstrebte nicht Gesundheit im Sinne der kollektiven Arbeits- und Genußfähigkeit. Franz Anton Mai wollte dem Einzelindividuum durch die Heilung seiner Gebrechen und die Anleitung zum gesunden Lebenswandel die Individualität seiner Vernunft, seines Herzens und seines Leibes bewahren und wiedergeben. Dann, so sagt er, sei der Staat von selber gesund.

Seidler schreibt weiter:

Die Aufgabe des Arztes kann hierzu nicht eindringlich und nicht einfach genug umrissen werden.

Abschließend zitiert er hierzu Franz Anton Mai:

Einfach am Krankenbett sitzen zu bleiben, nachzudenken, die wahr Heilart zu wählen.

Mit diesen letzten Worten hat Franz Anton Mai den Kern des ärztlichen Wirkens nicht nur für seine Zeit, sondern auch für alle Zukunft charakterisiert.

Franz Carl Naegele (1778 – 1851)

Weltweit anerkannter Arzt und Forscher, Pionier einer wissenschaftlichen Geburtshilfe

1810 wurde der 32 Jahre alte Franz Carl Naegele, seit 1806 Schwiegersohn von Mai, mit der Leitung der Gebäranstalt in Heidelberg betreut. Gleichzeitig wurde er zum Ordinarius ernannt. Als Rheinländer war er am 12. Juli 1778 als Sohn eines Arztes in Düsseldorf geboren. Nach Beendigung des Studiums wirkte er zunächst als praktizierender Arzt in Barmen. Dort machte er schon bald durch seine Reformen in der Armenpflege von sich reden.

Während Kurfürst Karl Theodor sein vorwiegendes Interesse auf die wissenschaftliche und auch geburtshilfliche Entwicklung in seiner Residenz Mannheim konzentriert, versuchte der Großherzog Karl Friedrich von Baden die alte Universität Heidelberg erneut zu beleben und damit wieder in den Vordergrund zu rücken, auch wenn dazu nur recht bescheidene Mittel zur

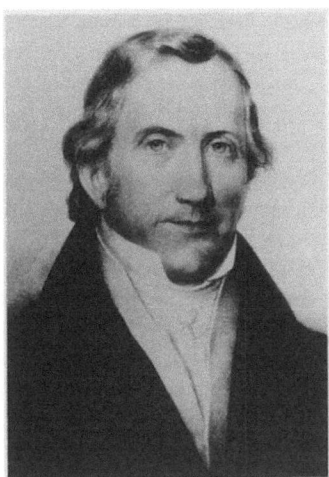

Abb. 3. Franz Carl Naegele (1778 – 1851)

Verfügung standen. Mit der Berufung und Förderung von Franz Carl Naegele bewies er dabei von vornherein eine glückliche Hand, die sich sehr bald auf die Entwicklung der Naturwissenschaften und der Medizin in Heidelberg generell sehr günstig auswirkte.

Gut vier Jahrzehnte wirkte Naegele (Abb. 3) in Heidelberg. Unmittelbar nach der Übernahme seines Amtes erlebte er zwischen Juni 1811 und April 1812 eine schlimme Kindbettfieberepidemie, in der 19 von 182 Wöchnerinnen verstarben (14,7%). Wie damals üblich, wurden auch Ergebnisse solcher Art mit der größten Sorgfalt veröffentlicht. Einen Ruf nach Berlin in der Nachfolge von Elias von Siebold (1775 – 1826) lehnte er ab. Trotz seines jahrzehntelangen aufreibenden Kampfes um die Verbesserung der Verhältnisse in der Gebäranstalt entwickelte sich Naegele zu einem der hervorragendsten Gelehrten seiner Zeit. Dabei kamen ihm eine Reihe von hohen, sich gegenseitig ergänzenden Begabungen zugute: seine ausgeprägten intellektuellen, analytischen Fähigkeiten, eine natürliche, ärztliche Begabung in Verbindung mit handwerklichem Geschick, eine nach dem Urteil seiner Zeitgenossen [17, 25, 36, 41] faszinierende Fähigkeit für die Lehre und nicht zuletzt eine besonders starke persönliche Ausstrahlung in Verbindung mit einem breiten Spektrum an Interessen weit über die Medizin hinaus. Besonders gelobt wird sein französischer Esprit, den er sich möglicherweise im Verlauf seines Studiums in Straßburg angeeignet hatte [20, 36]. Offensichtlich hatte er auch einen besonders guten Zugang zum weiblichen Geschlecht [41]. Sein Lehrbuch der Geburtshilfe für Hebammen erlebte 14 Auflagen.

Im Zentrum seiner wissenschaftlichen Interessen stand die Geburtshilfe. In vierfacher Hinsicht ist der Name Naegele in die Weltliteratur eingegangen [40]: Die Naegele-Regel, das schräg verengte Naegele-Becken, welches er im Rahmen einer Monographie 1839 präzise beschrieb [30], der Naegele-Asynklitismus, den er im Rahmen seiner Abhandlung über den Mechanismus der Geburt 1818 beschrieb [29], und schließlich die Naegele-Zange. Die Naegele-Regel zur Berechnung des Geburtstermins aus den Daten der letzten menstruellen Blutung ist ihm allerdings ganz ohne sein Zutun zu Unrecht zugeschrieben worden. Darauf hat der New Yorker Gynäkologe und Medizinhistoriker Harold Speert verwiesen [40]. Die heute noch in diesem Zusammenhang weltweite Benutzung des Namens Naegele bezeichnete er als »one of the outstanding examples of misplaced credit in obstetric terminology«. Mit großer Wahrscheinlichkeit geht die Regel auf den berühmten holländischen Arzt und Geburtshelfer Hermann Boerhaave (1668 – 1738) zurück, der zu Beginn des 18. Jahrhunderts in Leyden wirkte.

Zu Recht bestehen jedoch die übrigen Bezeichnungen. Vor allem der Asynklitismus verweist auf die grundlegenden Leistungen Naegeles als großem und weltweit anerkanntem Pionier in der Aufklärung des Geburtsmechanismus [12]. Die Vermittlung des räumlichen Denkens für das Verständnis des Geburtsmechanismus in der Verbindung mit exakten begrifflichen Klärungen hat größte praktische Bedeutung für die Geburtshilfe erlangt. Sie führte außerdem Naegele und seine Schüler, ähnlich wie auch Lucas Johann Boer in Wien (1751 – 1835) zu einer Geburtshilfe, welche den natürlichen Geburtskräften so weit wie nur möglich ihren Lauf ließ. Das war damals keineswegs selbstverständlich. Andere Schulen, v.a. Friedrich Benjamin Osiander (1759 – 1822) in Göttingen, neigten zu einer extremen geburtshilflichen Aktivität. Die Naegele-Zange hat sich im übrigen bis heute bewährt. Sie hat im Verlauf der Zeit die teilweise martialischen geburtshilflichen Operationsinstrumente jener Zeit abgelöst.

Auch für die Erweiterung der Geburtshilfe zur Geburtshilfe und Gynäkologie sind im Lebenswerk von Naegele frühzeitig Ansätze zu erkennen. So beschäftigte er sich mit den funktionellen Störungen bei der Frau außerhalb der Schwangerschaft, wobei dann der Begriff »Mittelschmerz« erstmals auftauchte [20]. Gemeinsam mit dem Heidelberger Chirurg Maximilian Joseph von Chelius (1794 – 1876) nahm er schon 1830 erstmals einen großen Bauchschnitt zur Entfernung eines intraabdominalen Genitaltumors vor [8]. Von Chelius war übrigens der Sohn des Geburtshelfers Christoph Chelius in der Mannheimer Gebäranstalt. Er hatte eine Inauguraldissertation über ein gynäkologisches Thema, nämlich die Lage der Gebärmutter vorgelegt. In der Heidelberger Fakultät kündigte von Chelius gemeinsam mit Naegele Kurse und Vorlesungen an. Gemeinsam mit Naegele und dem Internisten Puchelt gab er die *Heidelberger Klinischen Annalen* heraus, welche damals zu den wichtigsten Zeitschriften im deutschsprachigen Raum gehörten.

Etwa um 1830 machte Naegele erste Versuche an der Leiche zum vaginalen operativen Verschluß der damals sehr häufigen Blasenscheidenfisteln [23]. Nach Anfrischung der Wundränder schlug er eine Naht vor. Seine Vorschläge wiesen auch aus heutiger Sicht durchaus den richtigen Weg. Auch von Chelius beschäftigte sich 1844 mit der Behandlung der Blasenscheidenfisteln durch Kauterisation.

Schon 1810 kündigte Naegele ein Kolleg über Kinderkrankheiten an. Auch damit war er seiner Zeit voraus. Erst 1869 erfolgte der erste regelmäßige klinische Unterricht in der 1860 gegründeten Kinderheilanstalt, welche 4 Jahre später als Luisenheilanstalt bezeichnet wurde.

Bei der Beurteilung des wissenschaftlichen Gesamtwerkes von Naegele ist zu berücksichtigen, daß die Geburtshilfe in der ersten Hälfte des 19. Jahrhunderts vielerorts sowohl in klinischer als auch in wissenschaftlicher Hinsicht noch vollkommen stagnierte und sich noch in einer elenden, mehr mittelalterlichen Verfassung befand [45]. Die damit verbundenen Leiden von Mutter und Kind sind aus heutiger Sicht unvorstellbar. Der breite Aufbruch auf dem Wege eines disziplinierten, analytischen Denkens, wie ihn Naegele vorgezeichnet hat, erfolgte vielfach erst im Verlauf der 2. Hälfte des 19. Jahrhunderts.

Einen überaus lebendigen Eindruck von seinem geradezu leidenschaftlichen wissenschaftlichen Interesse in der Verbindung mit der Fähigkeit zu warmherziger und beständiger Freundschaft vermittelt heute noch sein Briefwechsel mit Joseph Alexis Stoltz aus Straßburg zwischen 1827 und 1850. Er wurde posthum anläßlich der 13. Vollversammlung der Deutschen Gesellschaft für Gynäkologie in Straßburg veröffentlicht [35]. Der Elsässer Stoltz hatte als 22jähriger 1826 in Straßburg promoviert und wurde dort 1834 als Nachfolger von Flamant Professor für Geburtshilfe und Gynäkologie und später auch Dekan. In gewisser Weise war er ein Bindeglied zwischen der deutschen und französischen Wissenschaft. In dem umfangreichen Briefwechsel geht es im wesentlichen um die damaligen geburtshilflichen Auffassungen in Frankreich und Deutschland.

In seinem umfangreichen Interessen- und Bildungsspektrum war Naegele auch gegenüber den Künsten höchst aufgeschlossen. Er verfügte über eine Gemäldesammlung. Ferdinand Adolf Kehrer (1837 – 1914), einer seiner Nachfolger, berichtet, daß sich in dieser Sammlung auch ein Ölbild Goethes befindet, welches dieser Naegele bei einem seiner öfteren Besuche in Heidelberg geschenkt hatte [20]. Kehrer berichtet weiter, daß dieses Bild später von Naegeles Enkel (dem damals noch lebenden Rittmeister a.D. Naegele) Herrn Hofrat Oppenheimer gegeben wurde.

Anläßlich eines Besuches bei meinem Freunde, dem aus Deutschland emigrierten, inzwischen verstorbenen Chefpharmakologen der CIBA Pharmaceutical Co. in USA, Dr. Ernst Oppenheimer, betrachtete ich in seinem Hause in Mill Valley in Kalifornien ein sehr schönes Ölbildnis von Goethe (Abb. 4). Dr. Oppenheimer berichtete mir beiläufig, daß dieses Bild aus altem Familienbe-

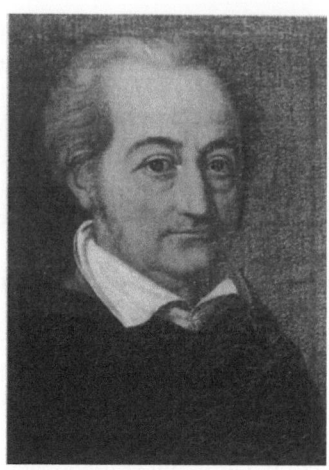

Abb. 4. Ölbildnis Goethes aus dem Besitz von Franz Carl Naegele.
(J. Zander, Heidelberger Jahrbücher 14; 34 - 143)

sitz stamme, und daß er es bei der Emigration nach USA mitnehmen konnte. Zu meiner außerordentlichen Überraschung befand sich auf der Rückseite die handschriftliche Aufzeichnung: »Dem Herrn Professor Dr. Oppenheimer als Zeichen großer Dankbarkeit. Rittmeister Naegele 1890 Mannheim«. Darunter befand sich eine weitere Aufzeichnung: »No. 109 .... Naegele«, eine ähnliche handschriftliche Aufzeichnung fand sich auf der Kopfleiste des Rahmens: »Prf. 109 .... Prof. Naegele Heidelberg«. Ich erinnerte mich sofort an die oben zitierte Bemerkung von Ferdinand Adolf Kehrer in den biographischen Aufzeichnungen über Franz Carl Naegele. Die weitere Untersuchung des Bildes ergab, daß es sich um das Goethe-Bildnis handelte, von dem Ferdinand Adolf Kehrer gesprochen hatte. Der großherzogliche Hofrat Professor Dr. Zacharias Oppenheimer (1830 – 1904) aus Heidelberg war der Großvater von Dr. Ernst Oppenheimer in Mill Valley. Seine Interessen in Heidelberg teilte er zwischen der Kinderheilkunde und der Pharmakologie. Er war gemeinsam mit Theodor von Dusch Mitbegründer und Mitdirektor der Kinderheilanstalt, seit 1856 Luisenheim. Unter anderem schrieb er ein Lehrbuch der physikalischen Heilmittel für Ärzte und Studierende der Medizin. Bei dem Goethe-Bild der Familie Oppenheimer handelt es sich offensichtlich um eine Kopie eines Ölbildes von Karl Joseph Raabe (1780 – 1849), welches sich im Walraf-Richartz-Museum in Köln befindet.

Goethe war letztmals vom 20. September bis 6. Oktober 1815 mit kurzen Reiseunterbrechungen in Heidelberg. Das Tagebuch meldet unter dem 24. September einen Besuch »Bey Nägele«. Am 27. September schreibt er an Anna Rosine Magdalena Städel ausführlicher über den Besuch bei Naegele, der offensichtlich auch der ärztlichen Beratung diente.

Eine detaillierte Beschreibung des Goethe-Portraits aus dem Besitz von Franz Carl Naegele, seiner Herkunft und der möglichen Umstände der Begegnung von Goethe und Naegele in Heidelberg habe ich in den *Heidelberger Jahrbüchern* veröffentlicht und anläßlich meines Abschieds von Heidelberg vor zwei Jahrzehnten der medizinischen Fakultät der Ruprecht-Karls-Universität gewidmet [3].

Nach dem Tode von Franz Carl Naegele 1851 bestand die Absicht, seinen ältesten,1810 in Heidelberg geborenen Sohn Franz Joseph Hermann Naegele (1810 – 1851) in seiner Nachfolge zu berufen. Er hatte sich 1835 in Heidelberg habilitiert und war seitdem an der Heidelberger Gebäranstalt in leitender Funktion tätig. Als 41jähriger verstarb er jedoch kurz nach dem Tode seines Vaters.

Wilhelm Lange (1813 – 1881)
Kampf um eine Verbesserung der Geburtshilfe

Als Nachfolger von Franz Carl Naegele wurde 1851 Wilhelm Lange aus Prag nach Heidelberg berufen (Abb. 5). Er wirkte hier 3 Jahrzehnte. 1813 in Böhmen geboren, habilitierte er sich 1845 in Prag. 1847 – 1850 betreute er die Lehrkanzel für Geburtshilfe in Innsbruck und kehrte dann kurzfristig nach Prag zurück. Am 25. Februar 1851 verstarb er ein Jahr nach seiner Pensionierung.

Lange war ausschließlich Geburtshelfer. Er gehörte zu jenen, welche die Bedeutung der Untersuchungen von Semmelweis für die Entstehung der Puerperalsepsis frühzeitig erkannten und dann auch dazu beitrugen, diese Erkenntnisse gegen den Widerstand prominenter Kliniker und Pathologen durchzusetzen, so z.B. auf der Naturforscherversammlung 1861 in Speyer [12]. Damit war er in Heidelberg bei den äußerst unzureichenden räumlichen und finanziellen Verhältnissen voll beschäftigt. Sein Lehrbuch der Geburtshilfe der Hebammen erlebte fünf Auflagen. Außerdem veröffentlichte er ein Lehrbuch der Geburtshilfe, in dem insbesondere auch forensische Gesichtspunkte berücksichtigt wurden, für die damalige Zeit eine bemerkenswerte Leistung.

Man hat Lange später vorgeworfen, er habe die Möglichkeiten für die Entwicklung einer operativen Gynäkologie, welche durch die gleichzeitige Tätigkeit seines chirurgischen Fachkollegen Gustav Simon in besonderer Weise gegeben waren, nicht genutzt. Er wird deshalb gelegentlich als mehr zweitklassiger Vertreter unseres Fachgebietes dargestellt. Vorwürfe ähnlicher Art wurden in München in ziemlich der gleichen Zeit gegen von Hecker (1827 – 1882) erhoben, der die Münchner Gebäranstalt ebenfalls unter äußerst ungünstigen räumlichen und finanziellen Verhältnissen leiten mußte [45]. Aus heutiger Sicht halte ich Vorwürfe dieser Art für ungerecht und unhaltbar. In

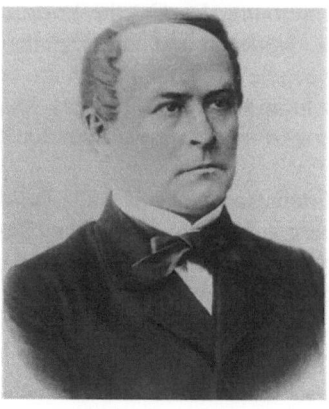

Abb. 5. Wilhelm Lange (1813 – 1881)

der damaligen miserablen Situation für die Geburtshilfe haben Persönlichkeiten dieser Art in dem täglichen aufreibenden Kampf um eine Besserung der räumlichen und finanziellen Verhältnisse ihr bestes gegeben. Es wäre unverantwortlich gewesen, wenn sie unter den gegebenen Umständen in die höchstgefährdeten Anstalten auch noch eine gynäkologische Chirurgie in ihrem frühen Entwicklungsstadium übernommen hätten. Wilhelm Lange fehlte es offensichtlich an der außerordentlichen persönlichen Ausstrahlung seines Vorgängers Franz Carl Naegele. Er scheint eher etwas Schulmeisterliches an sich gehabt zu haben. Diese persönlichen Eigenschaften mögen ihm die Erfüllung seiner Aufgaben zusätzlich erschwert haben.

Es ist wenig bekannt, daß sich bei Lange ein Schüler entwickeln konnte, der zwar nicht Ordinarius wurde, aber in der Wissenschaft Bedeutendes geleistet hat. Es handelt sich um Isidor Cohnstein (1841 – 1894). Er habilitierte sich 1876 in Heidelberg [41]. 1884, also drei Jahre nach dem Tode von Lange, veröffentlichte er gemeinsam mit dem Berliner Physiologen Nathan Zuntz (1847 – 1920) eine umfassende experimentelle Untersuchung über den fetalen Sauerstoffverbrauch und die Abgabe von Kohlensäure vom fetalen an das mütterliche Blut beim Schaf [5]. Es handelt sich um einen der ersten und grundlegenden Beiträge zur Aufklärung der fetalen Respiration, um eine Arbeit, die ganz in die Zukunft weist.

Gustav Simon (1824 – 1876)
Vincenz Czerny (1842 – 1916)
Heidelberger Schule der gynökologischen Chirurgie

In den Jahren 1867 bis zu seinem Tode 1876, also etwa in der zweiten Hälfte des Ordinariates von Wilhelm Lange, wirkte Christoph Jakob Friedrich Ludwig Gustav Simon als Chirurg in Heidelberg [22]. Am 30. Mai 1824 in Darmstadt geboren, war er zunächst Militärchirurg. Für seinen wissenschaftlichen Weg erhielt er 1851/52 entscheidende Eindrücke in Paris bei Antoine Joseph Jobert de Lamballe (1799 – 1876), der als einer der ersten mit einer eigenen Methodik eine erfolgreiche operative Behandlung der schon erwähnten häufigen Blasenscheidenfisteln durchgesetzt hatte. Fisteln dieser Art waren im wesentlichen das Ergebnis der damaligen Geburtshilfe, so wie sie heute vielfach noch in Entwicklungsländern zu beobachten sind. Sie sind mit außerordentlichem Leiden verbunden. Simon modifizierte die Pariser Methode und erwarb sich dann im Rahmen einer Art chirurgischen Gemeinschaftspraxis mit acht Kollegen in seiner Heimatstadt Darmstadt ein hohes Ansehen als erfolgreicher Fisteloperateur [38, 39]. Ziemlich gleichzeitig hatte in New York James Marion Sims ebenfalls eine Operationstechnik zum Verschluß der Blasenscheidenfisteln entwickelt, welche in Knie-/Ellenbogenlage vorzunehmen war. Simon lud dessen Schüler, N. Bozeman, noch kurz vor seinem Tode nach Heidelberg ein, um dort die beiden Operationstechniken miteinander zu vergleichen. In Darmstadt begegnete Simon Alfred Hegar (1830 – 1940), dem späteren Vertreter unseres Fachgebietes in Freiburg. Gemeinsam mit Hegar nahm er zahlreiche gynäkologische operative Eingriffe vor. Simon wurde einer der bedeutendsten Chirurgen seiner Zeit (Abb. 6). Am 2. August 1869 nahm er die erste Nierenexstirpation vor, und zwar bei einer 46jährigen Frau mit einer Harnleiterfistel, welche nach der Exstirpation eines Ovarialtumors entstanden war.

Im Rahmen seines Lebenswerkes war die operative Gynäkologie ein wesentlicher Schwerpunkt. 1870 kündigte er in Heidelberg einen gynäkologischen Kurs mit systematischen Demonstrationen gynäkologischer Operationen an. Er hat sich besonders auch für die rektale manuelle Untersuchung eingesetzt. Enge Kontakte zwischen Gustav Simon und Alfred Hegar blieben auch später bestehen. Hegar (Abb. 7) gehört aus heutiger Sicht ebenfalls zu den Pionieren in der Entwicklung der gynäkologischen Chirurgie. Seine gemeinsam mit Rudolf Kaltenbach (1842 – 1893) verfaßte Operationslehre war über Jahrzehnte ein richtungsweisendes Standardwerk [16]. Aus der gemeinsamen operativen Erfahrung von Simon und Hegar in Darmstadt ist u.a. auch die anatomisch sorgfältig durchdachte hintere Scheiden- und Darmplastik entstanden (um 1868). Bei den damals sehr häufigen schlecht verheilten Darmrissen hat dieser Eingriff größere praktische Bedeutung. Simon dürfte zu den ersten gehören,

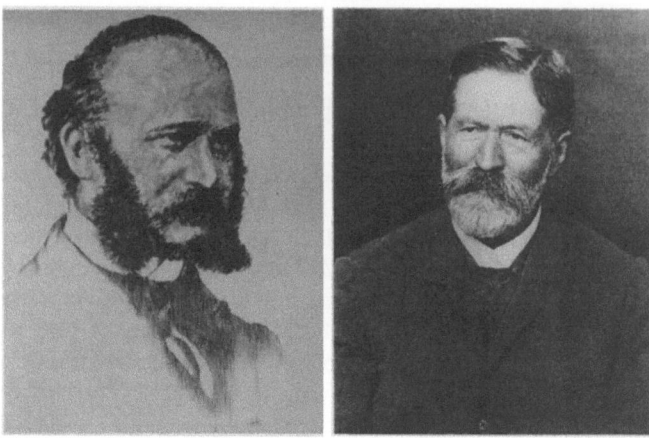

Abb. 6. Gustav Simon (1824 – 1876). **Abb. 7.** Alfred Hegar (1830 – 1940)

welche die Bedeutung der plastischen Chirurgie für die Versorgung schwerer sekundärer Veränderungen nach Verletzungen des Darmes und der Scheide erkannt haben.

In den letzten Jahren der Tätigkeit von Lange fiel dann auch 1877 die Übernahme des Amtes des Ordinarius für die Chirurgie durch den Billroth-Schüler Vincenz Czerny [9, 27]. Er wurde 1842 in Trautenau in Böhmen geboren. Schon als 29jähriger war er von Wien nach Freiburg berufen worden. 1878 nahm er die erste vaginale Exstirpation eines karzinomatösen Uterus vor [6, 7]. Er wurde einer der überragenden und fortschrittlichsten und zugleich in seiner ärztlichen Haltung respektabelsten Persönlichkeiten in der Entwicklung der Chirurgie an der Schwelle des 20. Jahrhunderts. Mit dieser glücklichen Konstellation von zwei bedeutenden, unmittelbar aufeinander folgenden Chirurgen, die beide Pionierarbeit auf dem Gebiet der operativen Gynäkologie leisteten, stand Heidelberg in den deutschsprechenden Ländern ähnlich wie Wien und Berlin in besonderer Weise mit an der Wiege der heutigen Gynäkologie.

Ferdinand Adolf Kehrer (1837 – 1914)

Begründer der Geburtshilfe und Gynäkologie und der »Frauenklinik« in Heidelberg

Nachfolger von Wilhelm Lange wurde 1881 Ferdinand Adolf Kehrer. Im Verlauf seiner Berufungsverhandlungen setzte er den äußerst dringlichen

Die Bedeutung Heidelbergs für die Gynäkologie 61

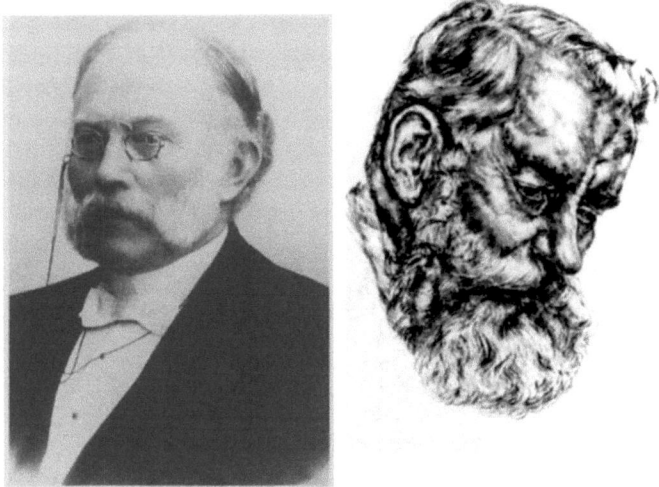

Abb. 8. Ferdinand Adolf Kehrer (1837 – 1914).
Abb. 9. Vincenz Czerny (1842 – 1916)

Neubau einer »Frauenklinik« durch, ursprünglich und teilweise im Fachwerkbau errichtet, aus dem dann schließlich die heutige Frauenklinik entstand. Der Neubau wurde schon 1884 fertiggestellt. Damit waren endlich bessere räumliche Voraussetzungen für die weitere Entwicklung des Fachgebietes gegeben.

Kehrer (Abb. 8) wurde am 16. Februar 1837 in Guntersblum in Rhein-Hessen geboren. Seit 1872 war er Ordinarius in Gießen. Berufungen nach Zürich, Würzburg und Erlangen lehnte er ab. In die beiden Jahrzehnte seines Wirkens in Heidelberg fällt die endgültige Erweiterung der Geburtshilfe zur Geburtshilfe und Gynäkologie, also zur Frauenheilkunde in ihrer Gesamtheit. Die außerordentliche Fairneß und Weitsicht seines chirurgischen Fachkollegen Vincenz Czerny (Abb. 9), durch die sich in Wien auch dessen Lehrer Theodor Billroth (1829 – 1894) auszeichnete, führte zu einem reibungslosen Übergang der gynäkologischen Operationen von der Chirurgie in die Gynäkologie. Billroth und ebenso Czerny waren sich frühzeitig darüber im klaren, daß der Weiterentwicklung der gynäkologischen Chirurgie am besten gedient war, wenn sie sich im Rahmen der Frauenheilkunde vollzog [2].

Kehrers eigener Beitrag zur Operationslehre unseres Fachgebietes bestand in der Verbesserung der Uterus- und Peritonealnaht beim Kaiserschnitt mit Querschnitt am unteren Uterinsegment und nachfolgender Peritonisierung aus Blasenperitoneum [19, 26]. Der Eingriff wurde bekanntlich in dieser Form zum ersten Mal am 25. September 1881 in einem Bauernhaus in Meckesheim, in der Nähe von Heidelberg, vorgenommen. Ziemlich gleichzeitig beschrieb Max Sänger (1853 – 1903) in Leipzig eine ähnliche Modifikation [33]. Im Verein mit den im letzten Drittel des 19. Jahrhunderts immer wirksameren antiseptischen Maßnahmen hat die Kehrer-Modifikation des Kaiserschnittes, die bis heute im wesentlichen unverändert blieb, zu einer außerordentlichen Senkung der mütterlichen Sektionssterblichkeit geführt. Damit waren die Voraussetzungen für eine grundlegende Veränderung der bis dahin geltenden Prinzipien der Geburtshilfe gegeben. Sie haben schließlich dazu geführt, daß heute bei uns im Durchschnitt jede 5. Mutter, in USA sogar jede 4. Mutter, durch Kaiserschnitt entbunden wird. Fred Kubli hat aus Anlaß des 100jährigen Bestehens der Heidelberger Universitäts-Frauenklinik die Bedeutung von Ferdinand Adolf Kehrer für unser Fachgebiet gewürdigt [24].

Alfons von Rosthorn (1857 – 1909), Julius Schottländer (1876 – 1917) und Fritz Kermauner (1872 – 1931)

Begründung der gynäkologischen Morphologie in Heidelberg

Mit der Berufung von Alfons von Rosthorn in der Nachfolge von Ferdinand Adolf Kehrer im Jahre 1902 fand die österreichische Schule nach Wilhelm Lange und indirekt auch nach Vincenz Czerny erneut Eingang in die Heidelberger Universitäts-Frauenklinik. Von Rosthorn (Abb. 10) wurde am 19. September 1857 in Oed bei Wien geboren und hatte zunächst Zoologie studiert. Aus dieser Zeit stammt eine Monographie über *Fauna der dalmatinischen Küste*. Als Arzt wurde von Rosthorn in Wien Schüler von Billroth und von Chrobak (1843 – 1910). Nach kurzfristiger Tätigkeit als Ordinarius in Prag und in Graz folgte er dem Ruf nach Heidelberg. 6 Jahre später übernahm er 1908 die Leitung der II. Universitäts-Frauenklinik in Wien. Schon ein Jahr später verstarb er während einer Jagd.

Von Rosthorn war mit seinem Lehrer Rudolf Chrobak (1843 – 1910) an der Entwicklung der charakteristischen Wiener Schule der operativen Gynäkologie, welche sich v.a. auf höchstpräzise anatomische Beobachtungen stützt, beteiligt. Sein Interesse galt insbesondere den Genitalkarzinomen. Gemeinsam mit Chrobak [4] veröffentlichte er eine Monographie *Die Erkrankungen der weiblichen Geschlechtsorgane*. Größte Bedeutung hat für die gynäkologische Onkologie das nach seinem Tode 1912 bei S. Karger in Berlin veröffentliche Werk seiner Schüler Julius Schottländer und Fritz Kermauner über die formale Genese des Zervixkarzinoms *Zur Kenntnis des Uteruskarzinoms, Monographische Studien über Morphologie, Entwicklung, Wachstum nebst Beiträgen zur Klinik der Erkrankung* gewonnen. Es ist zu einem wesentlichen Teil in der Heidelberger Klinik entstanden, in der Schottländer und Kermauner als Dozenten tätig waren. Damit begann dann auch die Tradition der Heidelberger

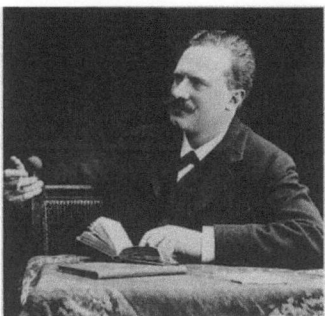

Abb. 10. Alfons von Rosthorn (1857 – 1909)

Klinik in der gynäkologischen Morphologie, welche bis heute fortgesetzt und kontinuierlich ausgebaut wurde [31].

Carl Menge (1864 – 1945)

Mitbegründer der gynäkologischen Infektiologie und Strahlentherapie

Nachfolger von Rosthorns wurde Carl Menge. 1864 in Bad Kreuznach geboren, arbeitete er nach dem Medizinstudium am Berliner Hygieneinstitut unter Robert Koch (1843 – 1910). In Leipzig habilitierte er sich bei Paul Zweifel (1848 – 1927). Bernhard Krönig (1863 – 1917), der spätere Ordinarius in Freiburg, und Albert Döderlein (1860 – 1941), der Begründer der ersten Universitäts-Frauenklinik in der Maistraße in München, waren dort ebenfalls tätig. Sie blieben auch im späteren Leben wissenschaftlich und als Freunde eng miteinander verbunden. 1904 ging Carl Menge nach Erlangen. 1908 folgte er dem Ruf nach Heidelberg, wo er 1930 in voller geistiger und körperlicher Frische um seine vorzeitige Emeritierung nachsuchte. Menge (Abb. 11) war eine Persönlichkeit mit weitgefächerten Interessen auch über sein Fachgebiet hinaus. Im Urteil seiner Zeitgenossen wird er als höchst liberaler Geist gewürdigt. Sein Privathaus in der Zeppelinstraße in Heidelberg übernahm später das Krankenhaus Salem, welches bis heute dort untergebracht ist. Nach der Emeritierung zog sich Menge nach München, der Stadt, der seit seiner Studienzeit seine besondere Liebe galt, zurück, um dort seinen persönlichen Interessen mehr Zeit zu widmen. Er starb 81jährig im Jahr 1945.

Die wissenschaftliche Tätigkeit war ähnlich wie die Krönigs und Döderleins durch die großen Entwicklungen um die Jahrhundertwende geprägt, die Bakteriologie und den Beginn der Strahlentherapie. Als Schüler von Robert Koch hat er wesentliche Beiträge für die Beschreibung der Bakteriologie und Phy-

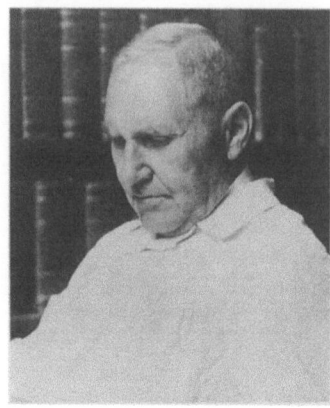

Abb. 11. Carl Menge (1864 – 1945)

siologie der Scheide sowie für die gynäkologische Infektiologie gegeben. Schon 1897 hat er in der Leipziger Zeit gemeinsam mit Krönig eine Monographie (zwei Bände) über die Bakteriologie der weiblichen Genitalkanäle veröffentlicht [28]. Den älteren Gynäkologen ist das sog. »Menge-Bad« der Scheide noch wohlbekannt. Es spielte in der Praxis einmal eine große Rolle. Menge war an der Strahlentherapie von ihrem Beginn an außerordentlich interessiert. Gemeinsam mit seinen Freunden aus der Leipziger Zeit Döderlein und Kröner erkannte er frühzeitig ihre Bedeutung für die Karzinombehandlung. Diese Arbeiten waren naturgemäß langfristig angelegt und wurden von seinem Schüler und Nachfolger Heinrich Eymer systematisch fortgesetzt. Nur dadurch war es möglich, daß sie auch international Pioniercharakter gewannen. Die Strahlentherapie, welche mit Menge und Eymer frühzeitig in die Heidelberger Klinik einzog, ist dort bis heute ein Schwerpunkt von zentraler Bedeutung geblieben [13].

Heinrich Eymer (1883 – 1965)
Fortentwicklung der gynäkologischen Strahlentherapie

Nachfolger von Menge wurde sein Schüler Heinrich Eymer. Er wurde am 11. Juli 1883 in Frankfurt a. Main geboren. Im humanistischen Gymnasium seiner Geburtsstadt erhielt er eine klassische Bildung, welche ihn sein Leben lang begleitete und die jeden, der ihm begegnete, in hohem Maße beeindruckte. Nach dem Medizinstudium arbeitete er zunächst bei Ludolf Krehl in der inneren Medizin und bei von Rosthorn in der Geburtshilfe und Gynäkologie.

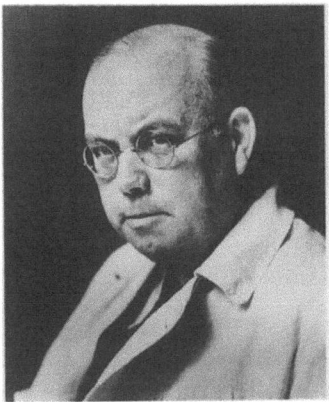

Abb. 12. Heinrich Eymer (1883 – 1965)

Seine weitere Ausbildung erhielt er dann über gut eineinhalb Jahrzehnte bei Carl Menge, wo er sich 1917 auch habilitierte. Zwischenzeitlich war er 1910 im Röntgeninstitut in Hamburg bei Heinrich Ernst Albers-Schönberg (1865 – 1921) tätig, einem der bedeutendsten Pioniere in der therapeutischen Anwendung der Röntgenstrahlen. Außerdem arbeitete er entsprechend den Interessen der Heidelberger Klinik am hygienischen Institut in Frankfurt bei Albert Ludwig Sigmund Neisser (1855 – 1916) und am pathologischen Institut in Straßburg bei Hans Chiari (1851 – 1916). 1924 wurde er Ordinarius an der Universität Innsbruck. 1930 wurde er in der Nachfolge von Carl Menge nach Heidelberg zurückberufen. Vier Jahre später nahm er den Ruf an die I. Universitäts-Frauenklinik in München in der Nachfolge von Albert Döderlein an, wo er dann zwei Jahrzehnte wirkte.

Trotz der relativ kurzen Tätigkeit als Ordinarius hat er durch seine vieljährige Oberarzttätigkeit bei Menge die Klinik insgesamt fast zwei Jahrzehnte mitgeprägt. Im Zentrum des Lebenswerks von Eymer (Abb. 12) stand die Weiterentwicklung der gynäkologischen Strahlentherapie, insbesondere der Kontaktbestrahlung mit Radium bei Uteruskarzinomen. Seine Erfahrungen in Heidelberg und Innsbruck waren Voraussetzung für die Weiterführung des Lebenswerks von Albert Döderlein in München. Hier entstand schließlich in der gemeinsamen Arbeit mit seinem Schüler Julius Konrad Ries (1911 – 1986) eine der bedeutendsten Institutionen für die gynäkologische Strahlentherapie in unserer Welt.

Franz Huter hat in seiner Geschichte der Medizinischen Fakultät Innsbruck [18] Eymer treffend in folgender Weise charakterisiert: »Eymers wissenschaftliches Schaffen erinnert einerseits an die Universität des Wissens früherer Zeiten und weist andererseits die Kennzeichen moderner Spezialisierung auf.

Sein Hauptinteresse galt der Strahlentherapie. Hier hat er Pionierarbeit geleistet und Weltgeltung erlangt.« Wichtig erscheint mir aber auch für die Erinnerung an diese so überaus geprägte originale und dynamische Persönlichkeit ein Hinweis seines Schülers Rolf Kaiser [6]: »Bemerkenswert war sein besonderes Verständnis für die menschliche Natur und ihre Schwächen, das wohl auch die Grundlage für seinen spontanen geistvollen Humor bildete.«

Hans Runge (1892 – 1964)

Erbe in schlimmer Zeit, Wiederaufbau nach dem 2. Weltkrieg. Die Heidelberger Klinik erhält erneut internationale Bedeutung auf dem Gebiet der Früherkennung und Therapie gynäkologischer Karzinome

Hans Runge wurde 1934 der Nachfolger von Heinrich Eymer [42]. Er entstammte einer alten Mecklenburger Pastorenfamilie. 1892 wurde er in Neustrelitz geboren. Sein Studium der Medizin wurde unterbrochen durch die Teilnahme am 1. Weltkrieg. 1919 begann er in Rostock nach dem medizinischen Staatsexamen mit seiner klinischen Weiterbildung. In der Klinik von Otto Sarwey (1864 – 1933) wurde seine Begegnung mit dem damaligen Oberarzt Robert Schröder (1884 – 1959) entscheidend für seinen weiteren Lebensweg. Von ihm erhielt er die ersten Anregungen zur wissenschaftlichen Arbeit. Er befaßte sich damals v.a. mit der funktionellen Histologie der weiblichen Genitalorgane. Als Schröder im Oktober 1922 die Leitung der Universitäts-Frauenklinik Kiel übernahm, begleitete ihn Runge. Dort habilitierte er sich und wurde a.o. Professor. 1931 folgte er einem Ruf nach Greifswald, und 3 Jahre später erhielt er gleichzeitig Berufungen nach Breslau und Heidelberg. Entgegen dem Wunsch der damaligen Regierung entschied er sich für Heidelberg. Damit kam zum ersten Mal ein Mann aus dem Norden Deutschlands auf diesen Stuhl.

Es fiel Runge (Abb. 12) zu, die Heidelberger Universitäts-Frauenklinik zunächst über ein Jahrzehnt durch die Zeit des Nationalsozialismus und des 2. Weltkriegs zu führen. In den geistigen Strömungen zu Beginn dieses Jahrhunderts aufgewachsen, war er als Kind seiner Zeit bemüht, in diesen schweren Jahren trotz des schließlichen Niedergangs der Wissenschaft, sein Gesicht zu wahren. Zu den unmittelbaren Herausforderungen an die klinisch tätigen Gynäkologen gehörte das am 14. Juli 1933 verabschiedete Gesetz zur Verhütung erbkranken Nachwuchses. Die »Durchführung« der sich daraus ergebenden Sterilisationen lag bei den Gynäkologen. Soweit bis heute bekannt, haben sich nur sehr wenige führende Gynäkologen dieser Zeit diesem Ansinnen in aller Öffentlichkeit ernsthaft widersetzt. Allerdings dürfte die Forschung zu

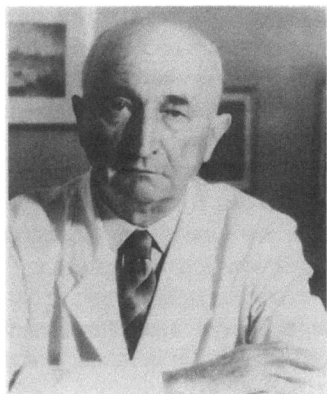

Abb. 13. Hans Runge (1892 – 1964)

dieser Problematik bis heute noch keineswegs endgültige Resultate aufweisen. Auch sollte man sich stets selbst die Frage stellen, wie man wohl als Kind einer vergangenen Zeit in jenen Tagen selbst gehandelt hätte. In welcher Weise sich Runge mit den Problemen seiner Zeit auseinandergesetzt hat, darüber wissen wir nur wenig. Aus der Kenntnis der Gesamtpersönlichkeit des sehr strengen mecklenburgischen Pastorensohns ist jedoch anzunehmen, daß er nicht in der Lage war, sich als fanatischer Propagandist für die nationalsozialistischen Maßnahmen einzusetzen. Er verstand es dabei, sich stets Achtung und Respekt zu verschaffen. Jene, die ihm über eine Weile begegneten, wissen, daß sein Leben den Forderungen Ludolf Krehls an den Arzt entsprach: »Tatkräftig handeln, selbstlos empfinden, wahrhaft denken.« Sein Name ist verbunden mit den klinisch-diagnostischen Merkmalen bei Dysmaturität des Neugeborenen, den Runge-Zeichen.

Die wissenschaftliche Tätigkeit an der Heidelberger Klinik mußte naturgemäß im Verlauf des 2. Weltkrieges, wie an allen anderen Kliniken, mehr und mehr eingeschränkt werden. Kontakte mit dem Ausland gingen verloren. Runge gehörte jedoch zu jenen, welche in den beiden ersten Nachkriegsjahrzehnten dazu beitrugen, daß die Forschung in unserem Fachgebiet wieder Anschluß an internationale wissenschaftliche Entwicklungen fand, und daß sie schließlich zumindest auf einigen Gebieten wieder Spitzenleistungen vorlegen konnte. Das gilt besonders für seine wissenschaftlichen Bemühungen im Rahmen der Früherkennung des Zervixkarzinoms. Er hat die hier liegenden neuen Möglichkeiten, welche zunächst von den deutschen Pathologen abgelehnt wurden, frühzeitig erkannt und insbesondere auch die gynäkologische Zytologie gemeinsam mit seinen Schülern, für die ich hier Peter Stoll nennen möchte, weiterentwickelt. Ebenso galten seine Bemühungen der Weiterentwicklung der Therapie gynäkologischer Karzinome und hier im Rahmen der Tradition der Klinik ganz besonders auch der Strahlentherapie. Aber auch zu anderen Forschungsgebieten hat er wesentliche Beiträge geleistet, z.B. zur Prophylaxe der thromboembolischen Erkrankungen und in der Behandlung der funktionellen Blutungen. Als Lehrer verfügte er über eine hervorragende didaktische Begabung, gewürzt durch einen trockenen, gelegentlich auch beißenden Humor. Seine von den Symptomen ausgehende originelle Monographie *Blutung und Fluor* hat eine ganze Generation von Ärzten in ihrem praktischen Wissensstand wesentlich mitgeprägt.

Am 16. Oktober 1964 verstarb er in München an den Folgen eines tragischen Unfalls während des Kongresses der Deutschen Gesellschaft der Gynäkologie.

Hans Runge hat die Heidelberger Universitäts-Frauenklinik über 3 Jahrzehnte mit fester Hand, mit hohem Pflichtgefühl, aber stets auch persönlicher Demut und in menschlicher Güte durch eine besonders schwierige Zeit geführt. Wenige Wochen, nachdem er mir sein Amt übergeben hatte, besuchte er mich in den von ihm errichteten Räumen des Direktoriats. Die folgenden Worte trug er in mein Gästebuch ein: »Gern eröffne ich dieses Buch als 'erster Gast'. Mein Wunsch: Mögen die nächsten Jahre für Chef und Mitarbeiter erfolgreich und schön werden, wie sie das in den letzten drei Jahrzehnten waren.« Diese schlichten Worte lassen ahnen, wie sehr Hans Runge die Heidelberger Klinik in den drei Jahrzehnten in einer ganz spezifischen Weise erfüllt hat.

Die Nachfolger Runges

Als Nachfolger von Hans Runge wurde Josef Zander (geb. 19. 6. 1918), Oberarzt an der Frauenklinik der Universität zu Köln und Schüler von Carl Kaufmann, auf den Lehrstuhl für Geburtshilfe und Gynäkologie in Heidelberg berufen. Er leitete die Klinik in der Zeit vom 17. Januar 1964 bis zum 31. Januar 1970 [3]. 1968 erhielt er einen Ruf auf den Kölner Lehrstuhl. Nachdem er diesen abgelehnt hatte, erhielt er ein Jahr später einen weiteren Ruf auf den Lehrstuhl an der I. Frauenklinik und Hebammenschule der Universität München. Er folgte diesem und leitete die Münchener Klinik vom 1. Februar 1970 bis zum 31. Juli 1987.

Hans Lau (geb. 21.4.1927), Oberarzt der Heidelberger Klinik, wurde zunächst mit ihrer Kommissarischen Leitung beauftragt.

Fred Kubli (geb. 24.11.1930), stellvertretender Direktor der Baseler Universitäts-Frauenklinik und Schüler von Otto Käser, erhielt schließlich den Ruf und übernahm die Leitung der Klinik im August 1971. Im Verlauf seines Wirkens [25] etablierten sich entsprechend der wissenschaftlichen Tradition der Klinik 3 selbständige Abteilungen für gynäkologische Endokrinologie (Benno Runnebaum, geb. 22.7.1933 [32a]), gynäkologische Morphologie (Hartmut Hanns

Rummel, geb. 3.7.1933 [32]) und gynäkologisch-geburtshilfliche Radiologie (Dietrich von Fournier, geb. 9.12.1941 [13]).

Fred Kubli verstab auf dem Höhepunkt seines Wirkens am 23. Juli 1987[1]. Kommissarisch wurde die Klinik von Werner Schmidt (geb. 5.10.1943), leitender Oberarzt und Schüler von Fred Kubli, geführt. Werner Schmidt erhielt ein Jahr später einen Ruf auf den Lehrstuhl der Univ.-Frauenklinik des Saarlandes. Als Nachfolger von Fred Kubli wurde Gunther Bastert (geb. 23.7.1939), Schüler von Heinrich Schmidt-Matthiesen, Univ.-Frauenklinik Frankfurt/Main, berufen, nachdem er zuvor von 1985 an Direktor der Univ.-Frauenklinik Homburg/Saar gewesen war. Er übernahm das Amt in Heidelberg am 1. September 1988.

Das Wirken der Nachfolger Hans Runges ist zu sehr mit der Gegenwart verbunden, um in diesem Rahmen eine historische Würdigung zuzulassen, erst recht nicht aus der Hand eines unmittelbar Beteiligten.

Schlußbemerkung

Etwa seit dem Beginn des 19. Jahrhunderts hat die wissenschaftliche und klinische Entwicklung der Geburtshilfe und etwa seit der Mitte des 19. Jahrhunderts auch der operativen Gynäkologie in Heidelberg für die Formung des Gesamtfaches der Geburtshilfe und Gynäkologie, also der Frauenheilkunde, eine überregionale und in einzelnen Phasen auch internationale Bedeutung gewonnen. Gleichzeitig ist entsprechend der großen Mehrzahl der Traditionen der Heidelberger Medizin ein stetes Bemühen um eine Humanisierung der ärztlichen Aufgaben erkennbar. Ideen, wie die Vorstellungen von Franz Anton Mai zur Bedeutung der Sozialhygiene und der persönlichen und individuellen Gesundheitspflege für die Medizin, erschienen zunächst noch vielfach utopisch und naiv. Sie haben jedoch in der Gegenwart eine große Aktualität gewonnen.

Zu meinen eigenen Schlüsselerlebnissen in den Spannungen Ende der sechziger Jahre an der Universität Heidelberg gehört die an sich banale Erkenntnis, daß Geschichte, welche man nicht selbst erlebt, für das persönliche Bewußtsein etwas anderes ist als unmittelbar miterlebte Geschichte. Nichterlebte Geschichte bleibt eben doch immer nur eine Geschichte, welche von anderen erzählt und berichtet wird. Über »Nutzen und Nachteil« solcher Geschichte ist unendlich viel diskutiert worden. Wer jedoch für eine kurze Weile in die Entwicklung einer Institution mit langer Tradition, wie der Heidelberger Universitäts-Frauenklinik, miteingebunden war, verspürt bei dem Versuch

---

[1] Nachrufe: Berg D (1987) Dtsch Ges Perinatol Mitteilungsblatt 2:7-10; Ludwig H (1987) Frauenarzt 5:77-78

eines Blicks in die Vergangenheit in besonderer Weise, wie sehr er selbst mit dieser Institution verwachsen ist. Er erkennt, daß er keineswegs nur bewegt hat, sondern daß er von einer langen Tradition, auch wenn sie vielleicht manches zu sehr verdunkelt oder anderes zu sehr erhellt, bewegt wurde. Selbsterlebte Geschichte bleibt hingegen infolge der vielfältigen emotionalen Beteiligung zunächst am wenigsten objektivierbar und damit auch verständlich. In dieser Spannung zwischen nichterlebter und erlebter Geschichte vollzieht sich unser Leben. Die Impulse, welche sich aus dieser Spannung ergeben, sollten v.a. in Offenheit für die Zukunft münden, die von anderen weitergestaltet wird.

Literatur

1. Berg D (1987) Nachruf für Prof. Dr. med. Fred Kubli. Dtsch Ges f Perinatologie. Mitteilungsblatt 2:7
2. Billroth T (1876) Zur Lapro-Hysterotomie. Wien Med Wochenschr 26:336
3. Buttron K (1981) Die Entwicklung der Heidelberger Universitäts-Frauenklinik von Franz Anton Mai bis Josef Zander. Med Dissertation, Heidelberg
4. Chrobak R, Rosthorn A v (1900 – 1908) Die Erkrankungen der weiblichen Geschlechtsorgane. Hölder, Wien
5. Cohnstein J, Zuntz N (1884) Untersuchungen über das Blut, den Kreislauf und die Athmung beim Säugetierfetus. Pflügers Arch 34:173 – 233
6. Czerny V (1879) Über die Ausrottung des Gebärmutterkrebses. Wien Med Wochenschr 27:1171 – 1174
7. Czerny V (1882) Beiträge zur vaginalen Unterusextirpation. Berl Klin Wochenschr 19:693, 711
8. Czerny V (1903) Maximilian Joseph v. Chelius, Carl Otto Weber, Gustav Simon. In: Heidelberger Professoren aus dem 19. Jahrhundert, 2. Band. Carl Winter, Heidelberg
9. Czerny V (1967) Aus meinem Leben. Ruperto-Carola 19, Bd. 41
10. Diepgen P (1963) Frau und Frauenheilkunde in der Kultur des Mittelalters. Thieme, Stuttgart
11. Fasbender H (1964) Geschichte der Geburtshilfe. Georg Olms, Hildesheim
12. Fehling H (1925) Entwicklung der Geburtshilfe und Gynäkologie im 19. Jahrhundert. Springer, Berlin
13. Fournier D von (1986) Abteilung Gynäkologisch-Geburtshilfliche Radiologie. In: Schettler G (Hrsg) Das Klinikum der Universität Heidelberg und seine Institute. Springer, Berlin Heidelberg New York Tokyo, S 192 – 194
14. Gawliczek H (1967) Report über die Institute, Kliniken und Abteilungen der Medizinischen Fakultät der Universität Heidelberg. Carl Pfeffer Heidelberg
15. Hakemeyer U. Keding G (1986) Zum Aufbau der Hebammenschule in Deutschland im 18. und frühen 19. Jahrhundert. In: Beck L (Hrsg) Zur Geschichte der Gynäkologie und Geburtshilfe. Springer, Berlin Heidelberg New York Tokyo, S 63 – 88
16. Hegar A, Kaltenbach R (1874) Die operative Gynäkologie. Erlangen 1874

17. Hesperus, Encyclopädische Zeitschrift für gebildete Leser. Jahrg. 1831 Nr. 35 – 38
18. Huter F (Hrsg) (1969) Hundert Jahre Medizinische Fakultät Innsbruck 1869 – 1969. 2. Teil, Geschichte der Lehrkanzeln, Institute und Kliniken. Veröffentlichungen der Universität Innsbruck 17. Forschungen zur Innsbrucker Universitätsgeschichte, VII/2
19. Kehrer FA (1882) Über ein modifiziertes Verfahren beim Kaiserschnitte. Arch Gynäkol 19:177 – 209
20. Kehrer FA (1903) F.A. May und die beiden Naegele. In: Heidelberger Professoren aus dem 19. Jahrhundert, 2. Band. Carl Winter, Heidelberg
21. Kistner A (1930) Die Pflege der Naturwissenschaften in Mannheim zur Zeit Karl Theodors. Selbstverlag des Mannheimer Altertumsvereins, Mannheim
22. Krebs H, Schipperges H (1968) Heidelberger Chirurgie 1818 – 1968. Springer, Berlin Heidelberg New York
23. Kremling H (1987) Geschichte der gynäkologischen Urologie. Urban & Schwarzenberg, München
24. Kubli F (1986) Frauenklinik. In: Schettler G (Hrsg) Das Klinikum der Universität Heidelberg und seine Institute. Springer, Berlin Heidelberg New York Tokyo, S 183 – 187
25. Kussmaul A (1906) Jugenderinnerungen eines alten Arztes. Stuttgart
26. Lehmann V (1986) Zur Geschichte der Uterusnaht beim Kaiserschnitt. In: Lehmann V (Hrsg) Zur Geschichte der Gynäkologie und Geburtshilfe. Springer, Berlin Heidelberg New York Tokyo, S 95 – 102
27. Mai FA (1975) Die Schriften von F.A. Mai in chronologischer Reihenfolge. In: Seidler E (Hrsg) Lebensplan und Gesundheitsführung. Franz Anton Mai und die medizinische Aufklärung in Mannheim. Medizinhistorische Schriftenreihe und Studienreihe Boehringer, Mannheim, S 146 – 149
28. Menge K, Krönig CLTB (1897) Bakteriologie des weiblichen Genital-Kanales, 2 Bde. A. Georgi, Leipzig
29. Naegele FC (1819) Über den Mechanismus der Geburt. Dtsch Arch Physiol 5:483 – 531
30. Naegele FC (1839) Das schräg verengte Becken, nebst einem Anhang über die wichtigsten Fehler des weiblichen Beckens überhaupt. Victor von Zabern, Mainz
31. Rummel HH (1986) Abteilung für Gynäkologische Morphologie. In: Schettler G (Hrsg) Das Klinikum der Universität Heidelberg und seine Institute. Springer, Berlin Heidelberg New York Tokyo, S 190 – 192
32. Runnebaum B (1986) Abteilung für Gynäkologische Endokrinologie. In: Schettler G (Hrsg) Das Klinikum der Universität Heidelberg und seine Institute. Springer, Berlin Heidelberg New York Tokyo, S 187 – 190
33. Sänger M (1882) Zur Rehabilitierung des klassischen Kaiserschnitts. Arch Gynecol 19:370
34. Schipperges H (1986) Medizinische Handschriften der Palatina. In: Bibliotheca Palatina (Textband) Katalog zur Ausstellung vom 8. Juli bis 2. November 1986 Heiliggeistkirche Heidelberg. Edition Braus, Heidelberg
35. Schmitt V (Hrsg) (1909) Ein Briefwechsel zwischen Joseph Alexis Stoltz und Franz Carl Naegele. Der XIII. Versammlung der Deutschen Gesellschaft für Gynäkologie Straßburg 2. Juni 1909 gewidmet. Heitz & Mündel, Straßburg

36. Schönfeld W. Aus der Geschichte der Heidelberger Medizinischen Fakultät. In: Ruperto-Carola Sonderband. Herausgegeben aus Anlaß des 575jährigen Bestehens der Ruprecht-Karls-Universität Heidelberg.
37. Seidler E (1975) Lebensplan und Gesundheitsführung. Franz Anton Mai und die medizinische Aufklärung in Mannheim. Medizinhistorische Schriftenreihe der Studienreihe Boehringer, Mannheim.
38. Simon G (1854) Über die Heilung der Blasen-Scheidenfisteln. Heinemann, Giessen
39. Simon G (1862) Über die Operation der Blasenscheiden-Fisteln durch die blutige Naht mit Bemerkungen über die Heilung der Fisteln, Spalten und Defekte, welche an anderen Körpertheilen vorkommen. Rostock
40. Speert H (1958) Essays in eponymy. Obstetric and gynecologic milestones. Macmillan Company, New York
41. Stübler E (1926) Geschichte der medizinischen Fakultät der Universität Heidelberg 1386 – 1925. Carl Winter, Heidelberg
42. Zander J (1964) Hans Runge in memoriam. Ruperto-Carola. Mitteilungen der Vereinigung der Freunde der Studentenschaft der Universität Heidelberg e.V. 16:13
43. Zander J (1970) Über ein Bild aus dem Besitz von Franz Karl Naegele. Heidelberger Jahrbücher 14:134 – 143
44. Zander J (1986) Meilensteile in der Gynäkologie und Geburtshilfe. 100 Jahre Deutsche Gesellschaft für Gynäkologie und Geburtshilfe. In: Beck L (Hrsg) Zur Geschichte der Gynäkologie und Geburtshilfe. Springer, Berlin Heidelberg New York Tokyo, S 27 – 62
45. Zander J (1989) Von der Geburtshilfe zur Frauenheilkunde. Zur Entwicklung der klinischen Geburtshilfe und Gynäkologie in München seit Beginn des 19. Jahrhunderts. Münch Med Wochenschr 131:676-681
46. Zander J, Zimmer F (1987) Die Bayerische Gesellschaft für Geburtshilfe und Frauenheilkunde. Urban & Schwarzenberg, München

Festrede zum 100jährigen Bestehen der Universitäts-Frauenklinik Heidelberg (12. 12. 84)

F. KUBLI

Meine Damen und Herren,
sehr vielen Dank für alle Grußworte. Gott sei Dank haben Sie meine Aufgabe etwas erleichtert; es ist viel aus der Geschichte zitiert worden, und ich kann vielleicht mein Manuskript, das ohnehin eher zu lang war, etwas abkürzen. Ich darf zuerst einen potentiellen Irrtum ausräumen. Das Gebäude ist 100 Jahre alt, das akademische Engagement ist aber älter; die akademische Entbindungsanstalt wurde 1805 bei der Verlagerung von Mannheim nach Heidelberg gegründet, und im Jahre 2005 werden wir unser 200jähriges akademisches Jubiläum feiern.

Es ist mehrmals gesagt worden, daß es Ferdinand Adolf Kehrer war, dem wir diese Klinik und alles, was vorausgegangen ist, verdanken. Nun, auch Kehrer war praktischer Arzt gewesen, bevor der Physiologie studiert und mit der Physiologie gearbeitet hat. Er hatte einen Lehrstuhl in Gießen inne. Mehrere Berufungen, z.B. nach Zürich und Breslau, hatte er abgelehnt. Heidelberg wollte diesen Mann, und er kam nur unter der Bedingung, daß hier ein Neubau errichtet würde. Die Einzelheiten sind recht bemerkenswert, und z.T. wecken sie Gefühle des Déjà-vu, z.T. erregen sie blanken Neid. Zunächst einmal war die großherzoglich-badische Regierung, genauer gesagt das Ministerium der Justiz, des Kultus und des Unterrichtes außerordentlich großzügig und hat sofort den Bau eines neuen Krankenhauses zugesagt; ein Budget von 422 000 Mark wurde sozusagen bewilligt. Was dann geschah, kommt uns bekannt vor. Es wurde nämlich eine Budgetkommission eingerichtet; diese hat neue Kostenberechnungen und Pläne verlangt und das Budget auf 300 000 Mark reduziert. Auch die Stadt wurde einbezogen im übrigen in einem relativ komplizierten Vorgang, sie mußte das alte Gebäude der Universität schenken und es dann wieder zurückkaufen. Auf diesem Wege mußte sie 30 000 Mark beisteuern. Am 2.9.1882 wurde mit dem Bau begonnen, und zu Beginn des Wintersemesters 1884/85 konnte die Klinik dem Universitätsbetrieb übergeben werden. Die Klinik steht heute nach 100 Jahren noch als Altbau unseres Hauses. Der Grundriß des ersten Stockes ist immer noch praktisch unverändert. Die Gesamtkosten betrugen 296 551,26 Mark, sie lagen damit fast 4 000 Mark unter dem Kostenvoranschlag. Kehrer gibt in einem 200 Seiten starken Buch einen Bericht über die Entstehung und Einrichtung der Frauenklinik und die klinischen Vorkommnisse während der ersten fünf Jahre. Kehrer beschreibt mit ungeheurer Akribie die Inneneinrichtung des Hauses und die verwendeten Materialien, z.B. erfahren wir, daß Waldmichelbacher Sandstein für den roten Sockel der Außenfront verwendet wurde, und daß die Toilettensitze aus poliertem Kirschbaumholz gefertigt waren. Es gab auch eine Art moderner Rohrpost, nämlich Röhren aus dem ersten und zweiten Stock in den Keller führend, zum Abwurf schmutziger Wäsche.

Die Klinik hatte 114 Betten, die Zahl der Geburten lag zwischen 200 und 300 pro Jahr. Damals wurden innerhalb der ersten 5 Jahre 32 Entfernungen der Eierstöcke durchgeführt. Diese gegenüber heute recht bescheiden anmutenden Zahlen muß man allerdings in Beziehung setzen zur damaligen Belegschaft der Klinik. Sie bestand aus 1 Direktor, 1 ersten Assistenten, 1 zweiten Assistenten, 1 Oberin, 1 Schulwärterin, 4 Schwestern, 1 Portier, 1 Heizer, 1 Köchin und 2 Küchen- und Zimmermädchen; das war die ganze Belegschaft. Der Direktor allerdings war Mitglied der akademischen Krankenhauskommission, was bei der beabsichtigten Veränderung der Klinikverordnung ja für die Zukunft nicht mehr unbedingt der Fall sein dürfte.

Nun vielleicht noch 2 Worte zur Person von Kehrer: Er weist ein äußerst vielfältiges wissenschaftliches Werk auf, er wird heute noch zitiert und ist bekannt wegen der Durchführung der ersten isthmischen transperitonealen Kaiserschnittes nach der heutigen Technik am 25.9.1881 in Meckesheim. Kehrer war weiterhin, es ist schon angedeutet worden, entscheidend beteiligt an der Loslösung der operativen Gynäkologie von der Chirurgie. Dies geschah in freundschaftlicher Verbundenheit und offensichtlich ohne jedes Problem mit seinem großen Kollegen Czerny, der ja seinerzeit auf anderen Gebieten, z.B. der Radiologie, wirkte. Im übrigen zählte auch er zu den Pionieren auf dem Gebiet der speziellen gynäkologischen Operationstechnik, er hat die vaginale Uterusexstirpation entscheidend entwickelt. Zu jener Zeit lag die perinatale Mortalität bei 78%, gegenüber heute etwa 0,71%; die mütterliche Sterblichkeit lag bei 7/1000 in dieser hervorragenden Klinik, und das ist etwa 100mal mehr als heute.

1902 nun gab Kehrer die Leitung der Klinik an Alfons Edler von Rosthorn ab, der allerdings sehr rasch, etwa 6 Jahre später, einen Ruf nach Wien annahm. Er starb im übrigen ein Jahr später, und zwar auf der Jagd. Unter Rosthorn wurde der bereits von Kehrer begonnene Verlängerungsbau des Westflügels der Klinik vollendet. Hier waren Hörsaal und Operationssäle bis 1977 untergebracht. 1977 haben wir den neuen Funktionstrakt für die Operationssäle erhalten, und der Hörsaal in der jetzigen Form ist im vergangenen Jahr intensiv renoviert worden und erst Anfang des Jahres in seiner jetzigen Form in Betrieb genommen worden. Rosthorn war offensichtlich ein recht großer Wissenschaftler. Er ist meines Wissens der erste aus Heidelberg, der in englischer Sprache publiziert hat; er war zudem ein eindrucksvoller klinischer Lehrer, und in der kurzen Zeit, die er hier verbrachte, muß er auch ein recht konziser

Kliniker gewesen sein. Es gibt noch vorhandene Weisungen von seiner Seite. Ich habe eine solche vom 12.12.1904 zufällig gefunden. Genau vor 80 Jahren stand da folgendes:

Die Wäscherechnungen für das ablaufende Jahr sind zu der großen Summe von 11 668 Mark angewachsen, der Betrag von 1 280 Mark entfällt allein auf die Operationsröcke, jener für die Bettücher für die 3. Klasse ist mit 3 582 Mark bemessen. Da das klinische Institut infolge Anwachsen dieser Summe am Schluß des Jahres unbedingt ein Defizit aufweisen wird, muß hierdurch an die Herren der Klinik eine Aufforderung ergehen, sich einer größeren Sparsamkeit zu befleißigen. Besonders kann durch Achtsamkeit in der angedeuteten Richtung nicht Unerhebliches geleistet werden, die Oberin und die Schwestern sind beauftragt, in gleichem Sinne zu wirken.

Der Heidelberger Zeitgenosse wird frappierende Ähnlichkeiten zur heutigen Situation feststellen. Lediglich die Größenordnungen haben sich geändert. Im übrigen muß man vielleicht nachtragen, daß dieser Neubau bereits 235 000 Mark gekostet hat. Sie erinnern sich, 296 000 Mark kostete der ganze Altbau.

Nach Rosthorn übernahm Karl Menge die Klinik. Er leitete sie von 1908 – 1930. Menge war ein sehr gebildeter, musisch interessierter Mann und ein großer Gynäkologe mit besonderen Interessensgebieten im Bereich der Bakteriologie und der Strahlentherapie. Sein Name ist, wie mein Kollegen wissen, in der Fachwelt auch heute noch ein Begriff. Bemerkenswert ist vielleicht, daß er vor Ablauf seiner Zeit, nämlich mit 66 Jahren, bei völliger körperlicher und geistiger Gesundheit um seine Emeritierung nachsuchte und nach München zog, um den Rest seines Lebens seinen musischen Interessen zu widmen. Er lernte in dieser Phase des Lebens übrigens auch noch Autofahren. Menge hatte 1910 an unserer Klinik eine physikalisch-therapeutische Abteilung eingerichtet, und die Laboratorien wurden in den 3. Stock des Mittelbaus verlegt, wo sie noch heute sind. 1918 und 1924 wurden einige Häuser in der Bergheimer Straße angekauft, die ebenfalls noch von uns benutzt werden. Nebenbei: Aus der Menge privat gehörenden Villa mit 27 Zimmern ist offensichtlich später das Krankenhaus Salem geworden. Auch Menge hinterließ ein recht ordentliches Verordnungsbuch, in welchem u.a. aus Kostengründen bestimmt wurde, daß das gesamte klinische Personal im Interesse der Kostenersparnis pro Woche äußersten Falles zwei warme Vollbäder nehmen dürfte. Es heißt weiter: »Bei Verstößen gegen die vorstehenden Bestimmungen werde ich unnachsichtig sein und evtl. die klinischen Bäder für das Personal sperren lassen.« Unter Menge verdoppelte sich die Bettenzahl.

Nach Menge übernahm Heinrich-Christian Eymer die Leitung der Universitäts-Frauenklinik. Eymer faßte die Zeit in Heidelberg offensichtlich vorwiegend als Übergangszeit auf und folgte bereits nach 4 Jahren, 1934, einem Ruf nach München, wo er 20 Jahre lang Direktor der Universitäts-Frauenklinik war. Die Würdigung seiner Person gehört wahrscheinlich vorwiegend nach München. Hier möchte ich nur sagen: Herr Eymer hat sich hier um den Ausbau der Röntgenstation der Klinik sehr verdient gemacht und später in München auf diesem besonderen Gebiet noch Großes geleistet.

Ich darf gleich weitergehen und komme nun zu Hans Runge, der die Klinik über 30 Jahre, 1934 – 1964, leitete. Aus unserer Generation kannten wir ihn alle vom Sehen, und es gibt viele hier unter Ihnen, die mit und unter Runge gearbeitet haben und seine Schüler sind. Es wäre daher sicher unangebracht und vermessen, wenn ich jetzt eine umfassende Würdigung seiner Persönlichkeit versuchen wollte. Ohne Zweifel gehörte er zu den Großen unseres Faches. Unter seinen vielfältigen wissenschaftlichen Leistungen möchte ich nur an die Beschreibung des kindlichen Dismaturitätssyndroms erinnern, da es als typisches Bild der Plazentainsuffizienz den Namen Runges weit über die Grenzen Deutschlands und des alten Kontinents hinaus bekanntmachte. Denkwürdig war wohl auch die Abhaltung des Jahreskongresses der Deutschen Gesellschaft für Gynäkologie in Heidelberg im Jahre 1956 unter seiner Präsidentschaft. Auf Runge nun geht die Erweiterung des Bettenhauses zurück. Ich möchte ihn eigentlich am liebsten selber sprechen lassen und aus seiner Rede anläßlich der Übernahmefeier des Anbaus am 25.1.1952 zitieren. Darin heißt es gleich zu Anfang:

Die Pläne gehen auf einen Antrag zurück, den ich schon 1935, etwa ein Jahr nach Übernahme der Klinikleitung gestellt hatte. Versprechungen eines Klinikbaues wurden schon meinen Vorgängern Menge und Eymer gemacht und mir bei meiner Berufung wiederholt. Sie erwiesen sich als z.Zt. nicht realisierbar, da der badische Staat gleichzeitig die Freiburger und Heidelberger Kliniken neu bauen mußte. Die Not der Kranken durch die miserablen baulichen Verhältnisse war bei allen zuständigen Stellen bekannt.

Hier sind zunächst 300 000 Mark zur Verfügung gestellt worden, und er hat diese offensichtlich in einer Anwandlung von Gutmütigkeit dem Ausbau der chirurgischen Klinik überlassen mit der Vorstellung und dem Versprechen, daß die Frauenklinik gleich anschließend auch gebaut würde. Dort wurden sie in der Küche und im Schwesternhaus verbaut und waren erstmal weg. Wesentlich später wurde dann mit einer Kostensumme von 1,35 Mill. DM das besagte Bettenhaus errichtet. Unter Runge stiegen die Geburtenzahlen ständig an, und am Ende seiner Zeit und zum Anfang der Ära Zander stand die Klinik, was Bettenzahl und Geburtenzahl bedeutete, auf ihrem Höhepunkt. Runge starb, wie Sie wissen, 1964 in München bei einem Verkehrsunfall. Dort war er anläßlich des Deutschen Gynäkologenkongresses, ein halbes Jahr, nachdem er sein Amt an Zander übergeben hatte.

Es ist keine Frage, daß die gynäkologisch-geburtshilfliche Landschaft, wenn man so sagen darf, in und um Heidelberg und der weiteren Umgebung noch heute stark und entscheidend von Runge und seiner Schule geprägt ist.

Kommen wir nun zu Herrn Zander, der hier »life« unter uns sitzt. Ich glaube nicht, lieber Herr Zander, daß ich jetzt betonen muß, was Sie für die deutsche Frauenheilkunde, für unser Fach schlechthin, bedeutet haben und was Sie immer noch bedeuten. Für Ihre relativ kurze Heidelberger Zeit, nur von 1964 – 1970, kann ich schon, und zwar aus eigener Erfahrung, sagen, wie sehr Sie Klinik und Mitarbeiter geprägt haben, und wie sehr man Sie innerhalb und außerhalb der Klinik nach Ihrem Weggang vermißt hat. Unter Ihrer Leitung erreichte die Klinik die absolut höchste Geburtenzahl von 2400 im Jahre 1965. Sie haben den Bau des Hormonlabors erreicht und damit die entscheidende Vorbedingung für die jetzige endokrinologische Abteilung geschaffen. Sie haben das zytologische Labor als zentrale zytologische Untersuchungsstelle für Nordbaden eingerichtet und im Bereich der Ambulanzen durch die Einführung zahlreicher Spezialsprechstunden das heute vorhandene, breit gefächerte Spektrum vorbereitet. Schließlich haben Sie die Bewilligung für den Funktionsneubau, der Operationssaal, Kreißsaal und Ambulanz umfaßt, durchgesetzt und die Planung vollendet, die dann allerdings, wie Sie wissen, mehrfach geändert wurde. Sie hatten 1968 mit dem Bau begonnen. Ich meine, Sie haben in kurzer, relativ sehr kurzer Zeit die Heidelberger Klinik um vieles reicher gemacht und nachhaltig bis heute geprägt. Nach Ihnen, Herr Zander, hat dann Herr Lau, der auch unter uns weilt, in einem nicht ganz kurzen Interregnum die Klinik in dankenswerter Weise intakt gehalten. Ich habe sie im August 1971 übernommen. Der bereits von Zander begonnene Funktionsneubau allerdings wurde erst 1977 unter verschiedenen erschwerten Umständen nach einer Bauzeit von beinahe 10 Jahren mit einer bereits genannten relativ hohen Erstellungssumme fertig. Damit war die Klinik funktionell entscheidend saniert, und es wurden in der Folgezeit noch durchgeführt: Renovierung des Dachgeschosses, der Räume der Morphologie, der Röntgenabteilung und des Hörsaaltrakts.

Ich möchte nun noch kurz einiges zur gegenwärtigen Situation sagen: Sie wissen, daß sich in den späten 60er Jahren grundlegende Wandlungen abgezeichnet haben, die dann auch in den letzten 15 Jahren stattfanden, im Selbstverständnis der akademischen Institutionen, der akademischen Lehre, in akademischen Strukturen, in den Führungsstrukturen unserer Kliniken, im Verhältnis zwischen Universitätskliniken und nichtakademischer Medizin, im Verhältnis zwischen Medizin und Gesellschaft und im Verhältnis zwischen Universität und Gesellschaft, im Verhältnis auch zu den Studenten. Im Jahre 1900 waren 300 Studenten an der Medizinischen Fakultät immatrikuliert, heute sind es allein in unserem Hause 400, die pro Semester unterrichtet werden sollen.

Wir wissen, daß Lehre nach wie vor unser erster Auftrag ist, wir würden ihn gerne noch besser wahrnehmen als wir es heute tun können.

Von der Bettenzahl her ist die Klinik aber wieder kleiner geworden. Wir haben z.Z. 142 Betten und sind damit näher an der Ausgangssituation von vor 100 Jahren als am Höhepunkt der 50er und 60er Jahre. Wir zählen 40 Ärzte, darunter allerdings 5 Vollanästhesisten, also nach heutiger Zählweise nur 35. Wir haben, wie alle Kliniken Baden-Württembergs, eine Abteilungsstruktur mit insgesamt 4 Abteilungen, davon sind 3 (Endokrinologie, Radiologie und Morphologie) relativ hoch spezialisierte Abteilungen. Ich darf mich auf allgemeines und die von mir geleitete Abteilung, die den größten Teil der Betten, Kreißsaal und Operationssaal sowie den Hauptteil der Ambulanzen umfaßt, beschränken, also auf das, was man so eine »Klinische Kernklinik« nennen dürfte.

Die Geburten haben entsprechend einem bundesweiten Trend seit Mitte der 60er Jahre abgenommen, und wir verzeichnen heute etwa 1300 Geburten. Obwohl fallende Geburtenzahlen keinen Klinikchef und Verwaltungsdirektor erfreuen können, und obgleich die ausgeprägte Dezentralisierung der Geburtshilfe in der Bundesrepublik wohl nur vordergründig kostensparend ist, erscheint uns etwas anderes wichtiger, nämlich die zunehmende Konzentration von Risikoschwangerschaften. Die Geburtenzahlen sind ganz klar abgefallen, dabei ist die Zahl der Frühgeburten in den letzten Jahren um 50% angestiegen, die Zahl der sehr kleinen Kinder ebenfalls um 50% bei einer Verdoppelung der Mißbildungen seit 1977. Diese Situation spiegelt den Auftrag, den diese Klinik heute aus der historischen Entwicklung der aktuellen Situation heraus wahrnehmen muß. Im übertragenen Sinn heißt das, Verantwortung zu tragen, und im direkten Sinn, eine letzte Instanz zu sein für medizinische Versorgung der Region, das heißt bezogen auf die Geburtshilfe, als echtes pränatales Zentrum für Hochrisikofälle zu funktionieren. Wir haben erfreulicherweise für die Realisierung der angesprochenen Intensivabteilung bzw. den Ableger der Kinderklinik unter diesem Dach bereits die Zusage des Ministeriums. Das Projekt dürfte wohl in der ersten Hälfte des kommenden Jahres durchgeführt werden. Dafür bin ich außerordentlich dankbar. Auf ganz anderer Ebene haben wir mit einem Modell, das wir »alternativen Kreißsaal« nennen, versucht, Patientinnen, die glauben, sie müßten unbedingt eine Hausgeburt haben, hier an der Klinik die Möglichkeit zur Entbindung ohne ärztliche Betreuung, aber unter dem Schirm dieses Hauses und mit den Möglichkeiten zur Schnittentbindung »um die Ecke« zu ermöglichen. Auch dies soll Ausdruck der Verantwortung sein, die wir bereit sind, für die Region mitzutragen.

Im operativen Bereich deckt die Klinik ein recht weites Spektrum ab von der supraradikalen Operation, wie sie allerdings in geringer Frequenz (etwa 20 partielle oder totale Exenterationen in den letzten 4 Jahren) durchgeführt werden, über die typischen gynäkologischen Operationen, die ablative und rekonstruktive Chirurgie der Brust bis zur Mikrochirurgie. Auch hier haben sich Verschiebungen ergeben mit einer Zunahme der Operationsfrequenz von etwa 2500 auf 4200, mit einer Abnahme der kleinen Operationen und einer bis jetzt anhaltenden Zunahme der großen und mittleren Operationen. In der Tat sind kleinere Eingriffe wie z.B. Kürettagen ganz wesentlich zurückgegangen. Diese Entwicklung zur Zentralisierung der Risikosituation tragen wir voll mit. Man muß sich nur auch im klaren darüber sein, daß eine solche Klinik natürlich teurer wird.

Vielleicht darf ich noch etwas zum Betrieb des klinischen Zentrums sagen. Das klinische Zentrum gibt es aus historischem Auftrag, das wird in Heidelberg immer die Universitätsklinik sein. Klinische Zentren gibt es auch aus institutionalisiertem Auftrag, z.B. das Tumorzentrum. Funktionierende Zentren, die Schrittmacherfunktion haben, benötigen eine hohe Kompetenz fachlichen Könnens, sei es in der Krankenversorgung, sei es in der Forschung. Es ist wahrscheinlich nicht einmal so schwierig, wie man immer glaubt, die Qualität und die Kompetenz in der klinischen Krankenversorgung zu erkennen. Die Patienten pflegen dies autonom zu entscheiden, und wenn ein einmal eingeschlagener Trend fünf Jahre lang anhält, ist er wahrscheinlich richtig gewesen.

Ein dritter Schwerpunkt unserer Klinik ist die gynäkologische Onkologie. An unserer Klinik werden jährlich über 600 Primärbehandlungen gynäkologischer Malignome durchgeführt, d.h. jeden Tag kommen mindestens zwei neue Karzinompatientinnen zu ihrer ersten Behandlung. Die Zahl der sekundären Behandlungen beträgt ein Mehrfaches. Hier gab es Verschiebungen, besonders zugenommen haben Mammakarzinome, die wir in friedlichem und freundlichem Wettstreit mit unseren Freunden aus der chirurgischen Klinik betreuen. Wir sind bei etwa 300 Mammakarzinomen als Primärbehandlung pro Jahr angelangt und stehen wohl in der Tat rein von der Größenordnung her unter den ersten Institutionen der Bundesrepublik für dieses Krankheitsbild.

Ich könnte Ihnen noch einiges zu unserer ambulanten Tätigkeit sagen, möchte eigentlich aus Zeitgründen aber darauf verzichten und bitte Sie, mir zu glauben, daß wir auch forschen. Dazu nur noch ein Wort: Einige wird vielleicht interessieren, daß wir zur Frage der adjuvanten Chemo- und Hormontherapie beim Mammakarzinom im Oktober des Jahres in London mit Vertretern von 80 international anerkannten Studien auch eigene Ergebnisse zu einer sehr kontroversen Frage beitragen und diskutieren konnten: Soll man Chemotherapie machen oder nicht? Es zeigte sich bei dieser Zusammenlegung von Daten eine signifikante Reduzierung der Mortalität durch die Gabe adjuvanter Hormon- oder Chemotherapien. Als einzige deutsche Studiengruppe war zu diesem internationalen Treffen die Gruppe eingeladen, für die unsere Klinik federführend ist.

Ich hoffe, Ihnen gezeigt zu haben, daß wir nicht nur den Geburtstag eines Gebäudes feiern, sondern das Eingebundensein in eine große Tradition, getragen von Menschen mit Stärken und mit Schwächen, und daß wir uns heute bemühen, dieser Tradition in dem uns zur Verfügung stehenden Rahmen gerecht zu werden.

Therapie des Mammakarzinoms
im Wandel der Zeit[1]

G. BASTERT

Spectabilis, Kommilitoninnen und Kommilitonen, verehrte Gäste!
Der Begriff: »Krebs« oder »Karzinom« als Bezeichnung für eine bösartige Geschwulst, abgeleitet von »karkinos«: der Krebs und »nemein«: verwüsten, ist auf das engste mit dem Mammakarzinom verbunden. Hippokrates will damit bildhaft das Aussehen eines Mammakarzinoms mit seinen Tumorausläufern oder seinen umgebenden Venengeflechten beschreiben. So sieht Hippokrates gewisse Ähnlichkeiten im Umriß des Tumors mit einem im Mittelmeer häufig vorkommenden Taschenkrebs.

Die älteste uns schriftlich überlieferte Anweisung zur Behandlung eines Brustkrebses ist, und damit möchte ich einen kurzen Exkurs durch die Medizinhistorie beginnen, im Papyrus Smith enthalten, der etwa aus dem 17. Jahrhundert vor Christus stammt. In diesem altägyptischen Lehrbuch für Mediziner wird eine Brustkrebserkrankung beschrieben. Anschließend folgt der Hinweis, daß bei diesem Leiden keine Behandlung hilft.

Jedoch wird im Papyrus Ebers, in Theben gefunden und auf das 15. Jahrhundert vor Christus datiert, dem Arzt die Anweisung erteilt, Geschwülste der Brust mit dem Skalpell zu behandeln.

Ein differentialdiagnostischer Unterschied zwischen dem Mammakarzinom und der Mastitis wird im 8. vorchristlichen Jahrhundert in einer in Niniveh, Mesopotamien, gefundenen Keilschrift gezogen. Der Brustkrebs wird hier mit dem assyrischen Wort »Machsu« bezeichnet.

Die erste ausführliche Darstellung eines Mammakarzinomfalls findet sich schon im vorhippokratischen Griechenland. Herodot, 484 – 425 vor Christus, beschreibt das abenteuerliche und gefahrenreiche Leben des in der Antike berühmten Arztes Demokedes und seiner Patientin Atossa, die Demokedes angeblich von einem Brustkrebs heilte.

Demokedes stammte aus Kroton und ging, nachdem er sich mit seinem Vater Kalliphontes überworfen hatte, nach Aegina, wo er zu einem Stadtarzt mit hoher Bezahlung avancierte. Ein Jahr darauf wurde er zum Stadtarzt von Athen berufen. Wenig später siedelte Demokedes jedoch nach Samos über, wo er sich mit dem berühmt-berüchtigten Tyrannen Polykrates befreundete, der seinen Lebensunterhalt mit Raubzügen dank einer starken Seestreitkraft bestritt.

---

[1] Antrittsvorlesung am 2. Juni 1989

Demokedes geriet nun bei einem dieser Piratenraubzüge, die er als Schiffsarzt begleitete, in persische Gefangenschaft und wurde als Sklave an den Hof des Königs von Dareios, Sohn von Hystapes, 521 – 485 v.Chr., und dessen Gemahlin Atossa verschleppt. Nach einer glückhaften Behandlung des Königs, der sich bei einer Jagd einen Fuß luxiert und frakturiert hatte, wurde Demokedes zum Günstling des Persers und erhielt in Susa ein großes Haus, durfte aber nicht nach Hellas zurückkehren. Heredot schreibt nun:

Ein wenig später geschah nun das Folgende. Atossa, Dareios Frau, bekam ein Geschwür an der Brust, das aufbrach und um sich fraß. So lang es nun noch harmlos war, verbarg sie es und sagte, denn sie schämte sich, keinem Menschen davon, als es aber schlimmer wurde, ließ sie Demokedes rufen und zeigte es ihm.

Dieser versprach ihr Heilung, verband dieses Versprechen aber mit listigen Gedanken an seine Flucht. Atossa mußte schwören, ihren Gemahl Dareios zu überreden, Demokedes als Spion nach Griechenland zurückzusenden, angeblich, um dort den Angriff der Perser auf Hellas vorzubereiten. Da Demokedes tatsächlich nach Griechenland ausreisen durfte, muß die Mammakarzinombehandlung bei der Königin Atossa erfolgreich gewesen sein, wie Herodot folgert. In seine Vaterstadt Kroton zurückgekehrt, heiratete Demokedes die Tochter des Ringkämpfers Milon, eine angesehene und gleichzeitig vermögende Dame.

Wie nun Demokedes die Königin Atossa behandelt hat, wird von Herodot leider nicht beschrieben. Wahrscheinlich war es ein Ätzverfahren, da Demokedes, wie ausdrücklich erwähnt wird, *keine* chirurgischen Instrumente besaß.

Es könnte sich bei Atossa um einen relativ gutartigen Morbus Paget der Brust gehandelt haben, der mit Unguentum aegypticum, einer bis ins hohe Mittelalter gebräuchlichen, aus Arsenik und Essig bestehenden Ätzsalbe, ausreichend behandelt wurde.

Wenige Jahre nach Demokedes wurde die Ärzteschule um Hippokrates auf der Insel Kos gegründet und erlangte Weltruhm. Nach den Schriften des Hippokrates sind zwei Geschwulstarten, der nichtulzerierende, prognostisch günstige Brusttumor und das ulzerierende, prognostisch ungünstige Karzinom zu unterscheiden. Die günstige, nichtulzerierende Geschwulst der Brust soll für gewöhnlich Folge verdorbener Muttermilch oder retinierten Menstrualblutes sein. In der Brust entwickeln sich härter werdende Knoten, aus denen lediglich ein okkulter, nicht weiter destruierend wachsender Krebs entstehen kann. Offenbar handelte es sich bei der Beschreibung um Patientinnen mit einer grobknotigen, fibrös-zystischen Mastopathie. Der von Hippokrates gebrauchte Begriff des retinierten Menstrualblutes ist gut vereinbar mit dem heutigen Begriff der Oligomenorrhö. In der Tat beobachtet man fibrös-zystische Mastopathien häufiger bei Frauen mit Oligomenorrhöen. Darüber hinaus kann man feststellen, daß die proliferierende Mastopathie mit Zellatypien auch heute zum Risikokollektiv für die Mammakarzinomentstehung gezählt wird.

Der geschwürige, d.h. ulzerierende Brustkrebs mit schlechter Prognose, stammt nach Hippokrates dagegen von der »schwarzen Galle«. Eine Frau aus Abdera sei an einem solchen offenen, mit blutiger Sekretion aus der Mamille einhergehenden Brustkrebs zu Tode gekommen.

Den hippokratischen Aphorismen kann man entnehmen, daß das Mammakarzinom zuweilen mit Verhärtungen am Hals bis zu den Ohren hin einhergeht. Offensichtlich handelt es sich um die Beschreibung von supraklavikulären bzw. zervikalen Lymphknotenmetastasen, wie sie bei Mammakarzinompatientinnen häufig zu sehen sind.

Allgemein ist Hippokrates ein strikter Gegner des operativen Vorgehens beim Brustkrebs. Als Heilmittel wird das karische Mittel, eine Ätzsalbe, bestehend aus Arsenik, Schwefel, schwarzem Nieswurz, Kupfer, Blei und Kantharidien, den spanischen Fliegen, empfohlen.

Nach dem Niedergang der griechischen Vorherrschaft verlagerte sich das Kulturzentrum nach Rom. Aulus Cornelius Celsus, ein Arzt, der um die Zeitwende in Rom arbeitete, beschreibt in seiner Schrift *De re medica*, daß Brustkrebse auch nach operativer Exzision rezidivieren können, desgleichen auch nach einer Ätzbehandlung oder nach einer Koagulation mit dem Glüheisen. Er vermerkt ferner, daß selbst nach Abheilung der Primärwunde nach unterschiedlicher Zeit in der Narbe Rezidive auftreten können.

Wohl der berühmteste Arzt des kaiserlichen Rom, Galen, 130 – 201 n.Chr., beeinflußte, wie noch dargestellt werden wird, bis in die Neuzeit hinein die Medizin. Galen, zunächst als Gladiatorenarzt tätig, wurde von Marc Aurel nach Rom berufen, wo er lange Zeit wirkte und, zusammen mit seinen Schülern, rund 250 Publikationen verfaßte, darunter auch solche über Brustkrebs. Nach Galen ist, in Anlehnung an Hippokrates, die Ursache des Brustkrebses eine Entartung der schwarzen Galle, der »Atra bilis«, und sein häufigster Sitz sind die Brüste der Frauen im Klimakterium. Das Karzinom sei eine harte Geschwulst von dunklerer Farbe als die Entzündung und weniger warm als die andere. Als Therapie empfiehlt er, um die Galle in Fluß zu halten, häufiges Purgieren, also Abführmaßnahmen, vornehmlich im Frühjahr.

Die heute noch von Reformhäusern im Frühjahr angebotenen Blutreinigungs- und Entschlackungskuren finden tatsächlich hier ihren Ursprung.

Wird der Brustkrebs trotz fleißigen Purgierens größer, soll man, wie Galen empfiehlt, operieren. Von Galen wird erstmals auch eine interne bzw. systematische Behandlung des Mammakarzinoms vorgeschlagen. Er verwendet dazu Theriak, ein Allheilmittel aus Kreuzotterngift und 63 weiteren Bestandteilen, die auch in der Dreckapotheke des Mittelalters eine große Rolle spielten (Abb. 1).

Zu Galens Zeiten entwickelte sich in Alexandria eine weitere bedeutende medizinische Schule um den Arzt Leonidas; eine Schule, die verblüffend modern wirkende Medizin betrieb. Leonidas schreibt, daß die Einziehung der Mamille den Schweregrad der Mammakarzinomerkrankung markiert. Er

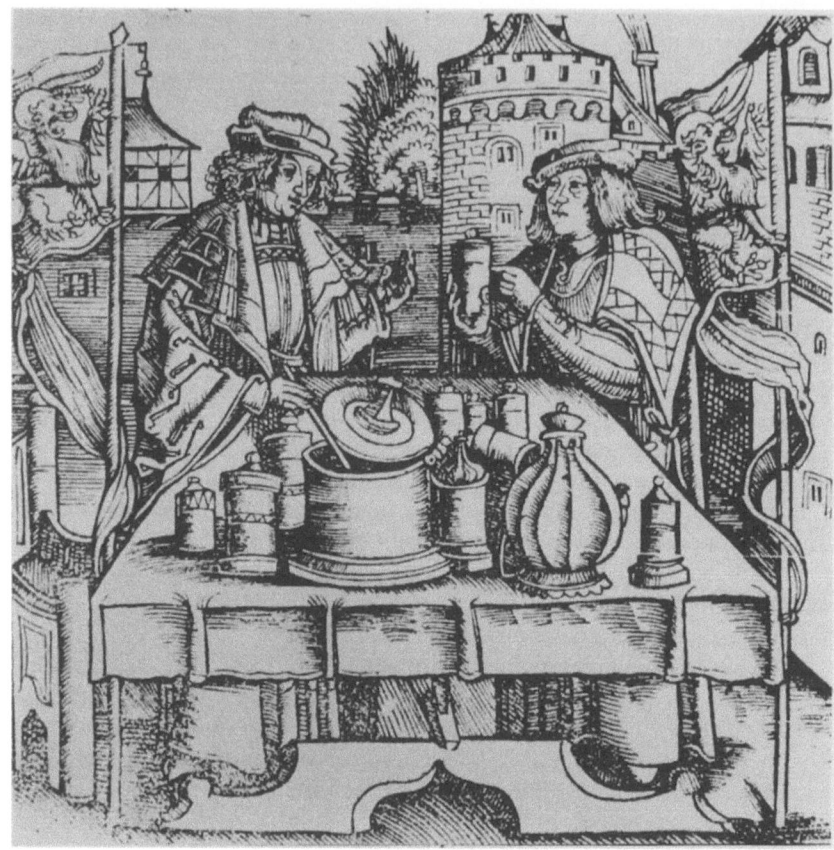

Abb. 1. Holzschnitt aus dem Jahre 1512 mit dem Titel: »Ärztliche Visitation der Zubereitung von Theriak«

macht die Indikation für eine Operation einerseits von der Verschieblichkeit des Tumors auf der Thoraxwand, andererseits von der Primärtumorgröße abhängig. So darf das Karzinom nicht mehr als die Hälfte der Brust einnehmen; Empfehlungen, die im Hinblick auf die brusterhaltenden Mammakarzinomoperationen wieder eine gewisse Bedeutung erlangt haben. Leonidas legte darüber hinaus Wert auf die postoperative Koagulation des Wundbettes mit dem Glüheisen.

Die genannte Medizin des altrömischen und byzantinischen Kulturkreises wurde bis in das hohe Mittelalter hinein praktiziert. Paracelsus von Hohenheim, 1493 – 1541, muß jedoch mit der von Leonidas vorgeschlagenen Operationstechnik negative Erfahrungen gemacht haben und lehnt diese mit folgenden barschen Worten ab: »Nun ist auch von den unbarmherzigen tyrannischen und henkerischen Ärzten zu melden, die sich unterstanden haben, den

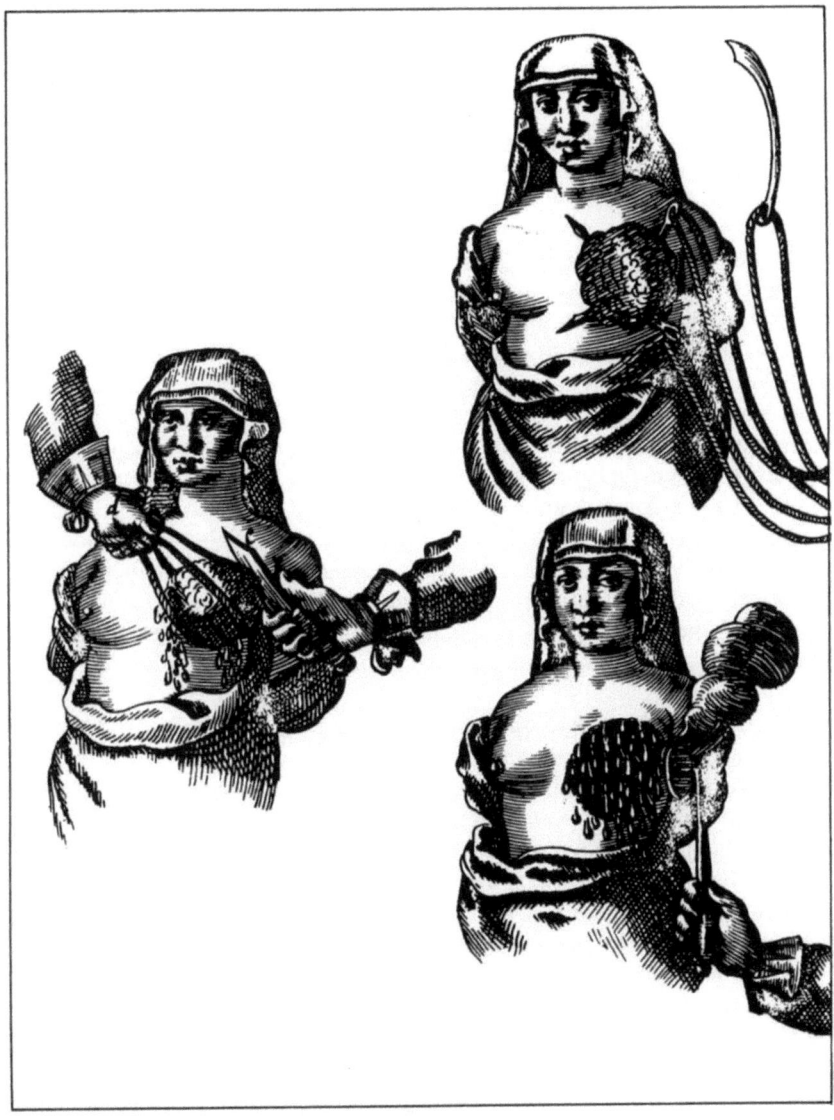

Abb. 2. Ausschnitt aus der 36. Holzschnittafel des *Wund-artzneyischen Zeughauses* von D. Joannis Sculteti, 1666

Krebs durch Schneiden, Brennen und Ätzen zu heilen. Aber, der Patient muß vor dem Krebs sterben.«

Eine atemberaubend mutige, operative Entfernung des Mammakarzinoms schilderte der von Paracelsus nicht mehr beeinflußte, in Köln, Lausanne und Bern wirkende Arzt Fabricius Hildamus (1560 − 1634). Bei der Operation hatte er zunächst die in den Tumor einmündenden Blutgefäße ligiert, dann den Tumor exstirpiert und die tastbar vergrößerten Axillarlymphknoten mit bloßen Fingern herausgelöst. Hildamus war ein Gegner der Ätzverfahren, da die arsenikhaltigen Salben nicht selten zu tödlichen Vergiftungsfällen führten.

Ähnlich mutig wie Hildamus operierte Johannes Schultes, ein Arzt in Ulm, am 25. Juni 1641 eine Notfallpatientin. Er wurde zu einer 40jährigen Äbtissin gerufen, die an einem Mammakarzinom erkrankt war (Abb. 2). Ein Bader, der mit Schröpfköpfen am Tumor selbst einen Behandlungsversuch unternommen hatte, war nach Auftreten einer nicht beherrschbaren, starken Blutung schreiend weggelaufen. Schultes schnitt die erkrankte Brust mit einem Zug bzw. en bloc ab und nahm die Blutstillung mit dem Glüheisen vor. Drei Monate später war die Wunde komplikationslos verheilt, wie auf den sehr eindrucksvollen Bildern, die aus dem wundarzneiischen Handbuch von Schultes stammen, zu sehen ist. Auf der Abbildung kann sogar anhand der Kleidung gesehen werden, daß es sich bei der Patientin um eine Nonne gehandelt hat. Man wird annehmen dürfen, daß die Äbtissin in ihrem Schmerz und Elend die heilige Agatha, die Schutzpatronin von Frauen mit Brustkrebs oder Mastitis, um Hilfe angerufen hat.

Die heilige Agatha, hier von Bernardo Luini gemalt (Abb. 3), erlitt um 250 n.Chr. unter Detius den Märtyrertod. Von einem sadistischen Henker wurden ihr beide Brüste abgeschnitten, was jedoch nicht zum Tode führte. Dieser trat erst 2 Tage später ein, als Agatha nackt über ein Gemisch von Glasscherben und glühenden Kohlen hin- und hergewälzt wurde.

In der Kunst des Mittelalters finden sich einige Bildwerke, auf denen Frauen mit Brustkrebserkrankungen abgebildet sind. So z.B. auf dem Fresko von Michelangelo »Die Sintflut«, das in der sixtinischen Kapelle zu sehen ist. Der Tumor ist im oberen inneren Quadranten der linken Brust einer Frau als dunkle strahlige Einziehung deutlich erkennbar.

Zum anderen handelt es sich um das Bild »Die Fornarina«, von Raffael 1518 gemalt (Abb. 4). Drei Jahre nach Entstehung des Bildes, dies ist verbürgt, verstarb Fornarina, eine schöne Bäckerstochter aus Rom, wahrscheinlich eine Geliebte von Raffael, an einem Brustkrebs, der sich auf diesem Bild bereits im oberen äußeren Quadranten der linken Brust abzeichnet. Nur durch die von Raffael gewählte Haltung der Hand seines Modells wird das Karzinom kaschiert.

Im ausgehenden 18. Jahrhundert, dem Zeitalter der Aufklärung, mehren sich die Mitteilungen über gelungene Mammakarzinomoperationen mit verbürgten Überlebenszeiten von 6 − 12 Jahren. Allerdings operierte man vernünftiger-

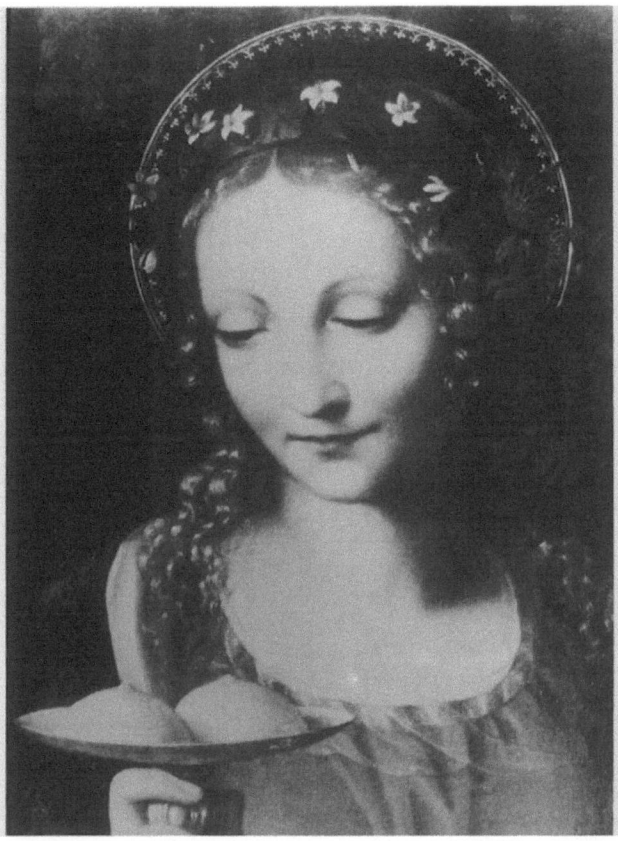

Abb. 3. Bernardo Luini: Die heilige Agatha. Märtyrertod 250 n. Chr. unter Detius

weise nur selektiv die Frauen, die noch eine palpatorisch freie Achselhöhle aufwiesen.

Die zu dieser Zeit aufkommende Journalistik publizierte schon damals gerne und häufig sensationelle Krebsheilungen, eine Erscheinung, die sich bis heute unvermittelt erhalten hat (Abb. 5).

Auch in der schöngeistigen Literatur wird das Mammakarzinom erwähnt, so z.B. in Gullivers Reisen von Jonathan Swift. In diesem 1726 erschienenen satirischen Roman beschreibt Gulliver im Land der Riesen eine Begegnung mit Bettlern. Er schreibt:

Hier stand ein Weib mit einem Krebsgeschwür an der Brust, das von ungeheurer Größe und voller Löcher war. In zwei oder drei davon hätte ich ohne Schwierigkeiten hineinkriechen und mich ganz darin verstecken können.

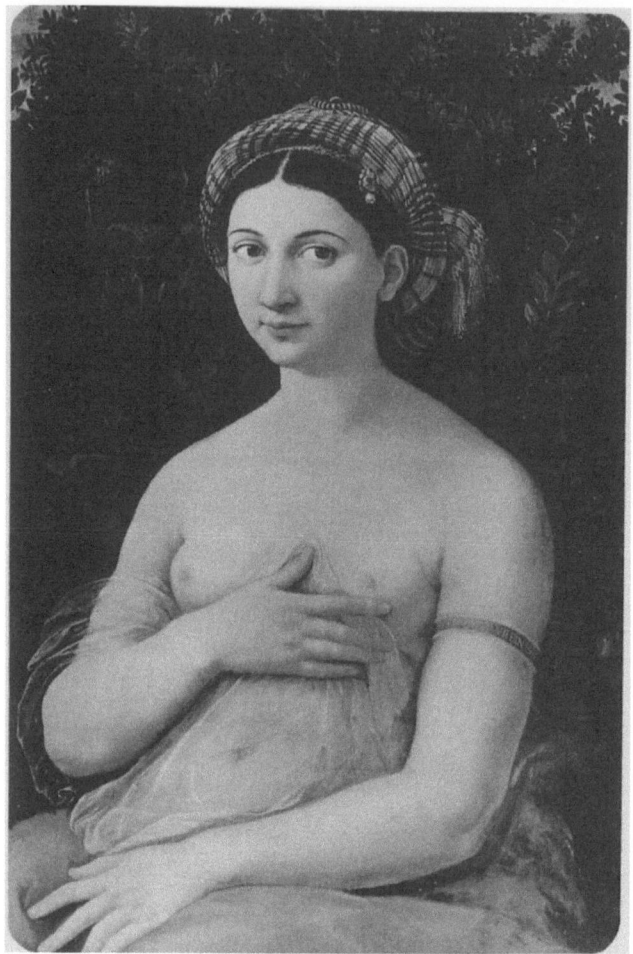

Abb. 4. Raffael, 1518: Die schöne Fornarina

Der große Umbruch in der Behandlung des Mammakarzinoms kam, wie in der Chirurgie allgemein, in der zweiten Hälfte des 19. Jahrhunderts, nachdem die Narkosetechnik mit Chloroform bzw. Äther entwickelt wurde, und man über die Antisepsis zur Asepsis kam.

In dieser Zeit wurde dieses Motivbild einer gelungenen Mammakarzinomoperation von einer gottesfürchtigen und dankbaren Gastwirtin in Niederösterreich in einer Wallfahrtskirche angebracht (Abb. 6). Zu dieser Zeit, es war 1876, entwickelte Charles Moore in London die radikalen Operationstechniken des Mammakarzinoms.

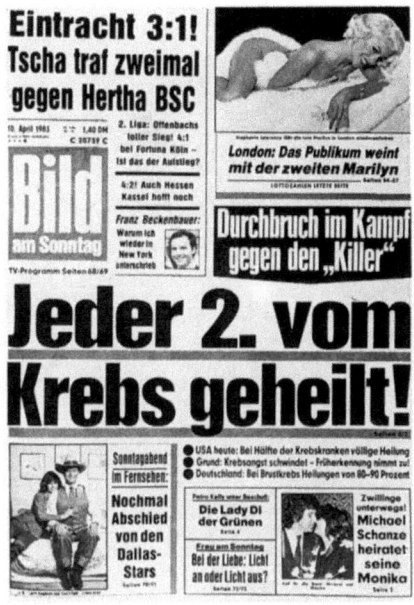

Abb. 5. Boulevard-Presse mit reißerischem Krebsartikel (Bild-Zeitung vom 10.4.1983)

Die gesamte Brust soll mit der Haut und dem Fettgewebe samt M. pectoralis major et minor entfernt worden und die Axilla auch dann ausgeräumt werden, wenn sie makroskopisch nicht befallen ist. Bekannter geworden mit diesem Verfahren ist Stewart Halsted, 1852 – 1922, der in Baltimore operierte. Dieses radikale Operationsverfahren bestimmte erstaunlicherweise bis etwa 1965 die operative Therapie des Mammakarzinoms. Zu der Zeit, als die Primärtherapie des Mammakarzinoms von Rotter und Halsted inauguriert wurde, ging man davon aus, daß Mammakarzinome zum Zeitpunkt ihrer Diagnose in der Mehrzahl der Fälle lokale, unizentrische Erkrankungen sind, die sich primär zentrifugal und lymphogen ausbreiten. Unter dieser Prämisse war es richtig, ein Therapiekonzept zu verfolgen, das mit Hilfe einer radikalen Operationstechnik versucht, die Brustkrebserkrankung zu heilen. Retrospektiv gesehen muß man aber feststellen, daß dieses Konzept falsch war und besonders darunter litt, daß der frühen hämatogenen Aussaat der Mammakarzinomzellen keine Beachtung geschenkt wurde. Allerdings ist dies aus historischen Gründen verständlich, da die Möglichkeit einer *hämatogenen* Metastasierung eines malignen Tumors, so auch eines Mammakarzinoms, von den führenden Pathologen der damaligen Zeit, wie z.B. von Virchow, zunächst verkannt und erst viel später akzeptiert wurde als die kontinuierliche Ausbreitung. Waldeyer kommt das Verdienst zu, erstmals 1872 erkannt zu haben, daß Tumormetastasen auch

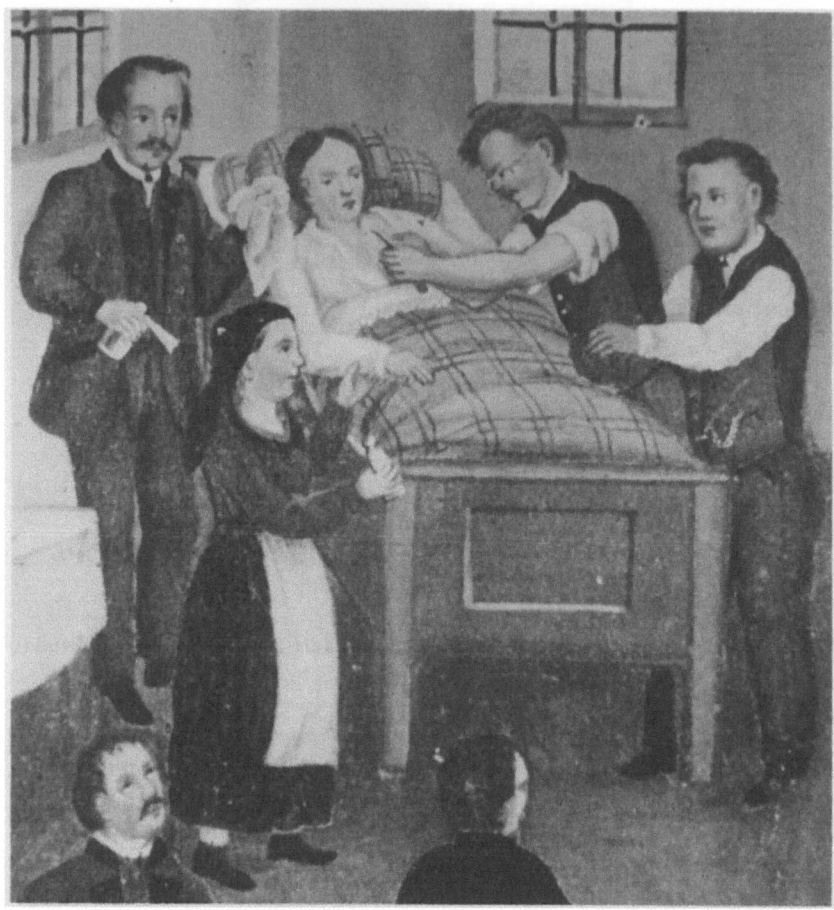

Abb. 6. Votivbild (1868), Wallfahrtskirche Oppenberg/Niederösterreich. Gelungene Ablatio mammae; in religiösem Trancezustand schmerzfrei ertragen

durch Verschleppung von Tumorzellen auf dem *Blutweg* zustande kommen können.

In Verkennung des wahren Sachverhaltes glaubte man chirurgischerseits noch Ende der 40er Jahre, durch supraradikale Operationstechniken, so z.B. nach Dahl-Iversen mit Thorakotomie und Entfernung der Mammaria-interna-Kette, ferner Exzision der supra-/infraklavikulären und tiefen zervikalen Lymphknoten eine Verbesserung der Heilungsrate bewirken zu können. Die 10jährige Überlebensrate liegt jedoch bei radikaler wie auch bei mehr zurückhaltender Operationstechnik relativ konstant bei etwa 50% der Fälle.

Die Erkenntnis, daß eine *hämatogene* Metastasierung bei der Mehrzahl der Mammakarzinomfälle, d.h. bei 60 – 65% aller Fälle, schon zum Zeitpunkt der Primärtherapie, wenn auch okkult, stattgefunden hat, somit der weitere Erkrankungsverlauf bereits vorgezeichnet und nicht mehr durch eine noch so radikale Operationstechnik korrigierbar ist, führte etwa ab 1965 dazu, Mammakarzinome im Regelfall schon *primär* als *systemische* Erkrankung aufzufassen. Als Beweis für die Richtigkeit dieser These mag u.a. gelten, daß fast 75% aller an einem Mammakarzinom sterbender Frauen niemals im Laufe der Erkrankung ein Lokalrezidiv entwickeln, sondern ausschließlich den Fernmetastasen erliegen.

Von dieser Erkenntnis ausgehend, haben sich die operationstaktischen Überlegungen zur Standardtherapie des Mammakarzinoms zugunsten schonender Operationsverfahren bis hin zur Organerhaltung gewandelt. Die operative Primärtherapie erfolgt daher nach dem Grundsatz: »Soviel wie nötig, aber so wenig wie möglich«. Die Grenze des »so wenig wie möglich« ist dann erreicht, wenn die Heilungschance gefährdet werden könne, oder wenn prognoserelevante Parameter nicht mehr gewonnen werden.

Beim klinischen Stadium T1-3, N0-1 ist die modifizierte radikale Mastektomie unter Mitnahme der Pectoralisfaszie mit gleichzeitiger axillärer Lymphonodektomie mit oder ohne Augmentation nicht mehr als alleinige Standardoperation anzusehen, vielmehr konkurriert in 2/3 aller Fälle die brusterhaltende Operationstechnik, auf die noch später eingegangen wird. Die Lymphknotendissektion der Axilla ist, unabhängig von der Operation im Brustbereich, obligatorisch und endet am Unterrand der V. axillaris unter Schonung der Adventitia. Durch dieses Vorgehen läßt sich die Entwicklung späterer Armödeme auf ca. 3% senken.

Zur Information über den Lymphknotenstatus der Axilla an sich, und damit über den wichtigsten prognoserelevanten Faktor, ist die Lymphknotengruppe in Level I am ergiebigsten und am leichtesten erreichbar (Abb. 7). Am Oberrand dieser Lymphknotengruppe zieht quer durch die Axilla der N. intercostobrachialis, der von vielen obligatorisch mitreseziert wird, was zu Sensibilitätsstörungen an der Oberarminnen- und -rückseite führt. Einige, so auch ich selbst, bemühen sich, durch Skelettierung dieses Nervs, der häufig aus zwei Ästen besteht, um seine Funktionserhaltung, zumindestens, was den zum Oberarm hinziehenden Ast betrifft. Allerdings ist diese Präparation nur dann sinnvoll, wenn der Nerv nicht von bereits makroskopisch erkennbaren, karzinomatös befallenen Lymphknoten umgeben ist.

Die Lymphknotengruppe in Level II, die unter dem Pectoralis minor liegt, ist zur Prognoseabschätzung am wichtigsten und nur durch maximale Anhebung der Muskulatur mit Hilfe eines ausreichend langen und breiten Spatels en bloc exzidierbar. Dem zweiten Operationsassistenten fällt hierbei eine nicht zu unterschätzende und gleichzeitig mühsame Haltefunktion zu, die von dem Operateur häufig angemahnt und auch korrigiert werden muß.

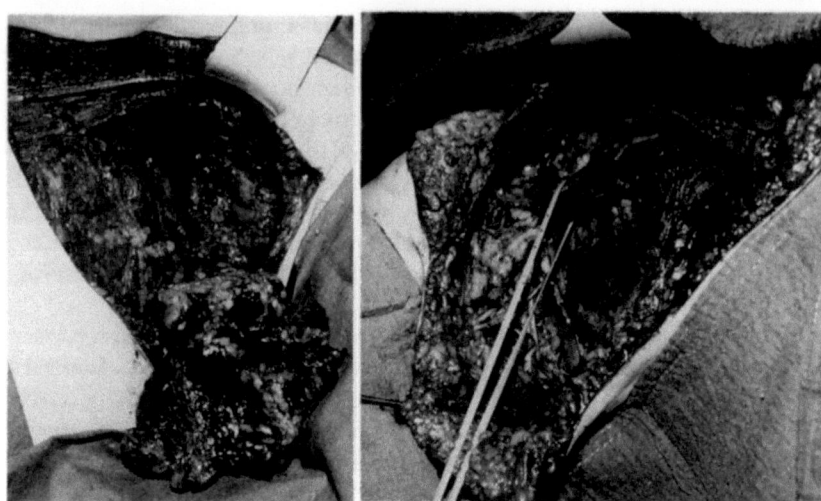

Abb. 7. Axillapräparation von Level I mit zahlreichen großen Lymphknotenmetastasen eines Mammakarzinoms; **Abb. 8.** Axillapräparation von Level III. Dazu wurde der M. pectoralis minor mit einem Band angeschlungen und maximal lateralisiert

Die Lymphknotengruppe in Level III, kranial des M. pectoralis minor, ist zahlenmäßig am unergiebigsten und darüber hinaus, bei Erhaltung der Pectoralismuskulatur, am schwierigsten erreichbar. Am besten gelingt dies noch, wenn der M. pectoralis minor mit einem Band angeschlungen und maximal nach lateral gezogen wird (Abb. 8).

Die Diskussion darüber, ob die Ausräumung dieser apikalen Lymphknotengruppe, sofern sie bereits befallen ist, am Schicksal der betroffenen Patientin etwas ändert, ist noch nicht zu Ende geführt. Ein Befall der Apex ist praktisch gleichbedeutend mit einem generalisierten Erkrankungsstadium.

Wenn die axilläre Dissektion, wie zuvor angegeben, erfolgt ist, werden in Level I 11 – 15 Lymphknoten exstirpiert. In Level II sind es meist 5 – 7 Lymphknoten und in Level III etwa 3 Lymphknoten. Zusammengenommen sind es meist zwischen 15 und 30 Lymphknoten, maximal beobachteten wir einen Fall mit 65 exstirpierbaren Lymphknoten, von denen 58 bereits karzinomatös befallen waren.

Es versteht sich von selbst, daß die genannten Lymphknotengruppen getrennt zur histopathologischen Untersuchung abgegeben werden. Nicht nur vom Operateur wird eine sorgfältige Ausräumung der Axilla gefordert, sondern ebenso sorgfältig muß der Pathologe das axilläre Dissektat durchmustern und aufarbeiten. Allerdings ermöglichen bereits 10 – 12 untersuchte Lymphknoten aus der Axilla einen repräsentativen Überblick über das Prognoseverhalten der Erkrankung.

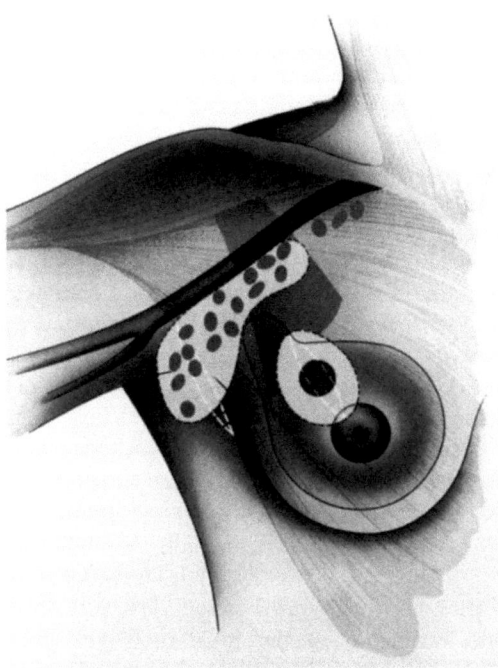

Abb. 9. Schema der brusterhaltenden Operation des Mammakarzinoms. (Aus Bastert G (1989) Malignome der Mamma. In: Wulf H, Schmidt-Matthiesen K-H (Hrsg) Klinik der Frauenheilkunde und Geburtshilfe, Bd 12, Urban & Schwarzenberg, München)

Die Schnittführung zur Ablatio wird, sofern es die Lage des Primärtumors erlaubt, nach Stewart, also quer, angelegt. Geht man jedoch davon aus, daß der Tumor bei der spindelförmigen Umschneidung im Zentrum des größten Querdurchmessers dieser Umschneidungsfigur liegen sollte, ist es evident, daß man bei exzentrisch liegenden Tumoren mitunter auch andere, kosmetisch ungünstigere Schnittführungen in Kauf nehmen muß.

Die Fortschritte in der Frühdiagnostik sowie das Bestreben, den für eine Frau außerordentlich entstellenden Eingriff einer Ablatio mammae mit den entsprechenden psychologischen Folgen zu vermeiden, haben dazu geführt, bei kleineren Karzinomen, d.h. bei Tumoren, deren Durchmesser 3 cm im Regelfall nicht übersteigt, brusterhaltend zu operieren. Meist beschränkt man sich im Bereich der Mamma auf eine großzügige Entfernung des Tumors von einem Bogenschnitt aus (Abb. 9) mit oder ohne darüberliegender Hautspindel nach Art einer Tylektomie oder auch Lumpektomie genannt bzw. Segmentresektion. Quadrantenresektionen werden, ebenso wie radiäre Schnittführungen, da sie zu kosmetisch ungünstigeren Ergebnissen führen, nicht mehr bevorzugt. Der selbst unberührt bleibende Tumor sollte im Zentrum des entnommenen

Gewebsstückes liegen und von einer 1 cm breiten Schicht unauffälligen Nachbargewebes umgeben sein. Dieser brusterhaltende Eingriff wird bei Sicherung der Karzinomdiagnose einzeitig oder zweizeitig mit der typischen axillären Lymphonodektomie verbunden und durch die Bestrahlung der verbliebenen Brust ergänzt.

Die Bestrahlung, meist 50 Gy Herddosis im Bereich der gesamten Brust, die durch einen Boost von 10 Gy auf das Tumorbett ergänzt wird, soll evtl. noch vorhandene okkulte, präkanzeröse oder karzinomatöse Herde vernichten. Der Verzicht auf diese Nachbehandlung hat nachweislich eine nicht tolerable Rate intramammärer Rezidive zur Folge, die, wie die Studien von Fisher zeigen, in der Größenordnung von 35% liegen. Vor allem Karzinome mit einer großen Komponente nichtinvasiver, intraduktaler Tumoranteile schneiden hierbei besonders ungünstig ab, ferner leider Mammakarzinome, die bei Frauen vor dem 35. – 40. Lebensjahr entdeckt werden.

Aus den bisher vorliegenden Studienergebnissen, so v.a. den von Fisher und von Veronesi publizierten Zehnjahresdaten, ist zu entnehmen, daß die brusterhaltende Operation keine schlechteren Ergebnisse liefert als die Rotter-Halsted-Operation bzw. die modifizierte radikale Mastektomie mit axillärer Lymphonodektomie, sofern die brusterhaltende Operation, und dies sei besonders betont, *selektiv* und *qualifiziert* durchgeführt wird. Dies könnte zu der irrigen Auffassung verleiten, daß das brusterhaltende operative Vorgehen pauschal anzuwenden sei. Vor solcher Interpretation muß eindringlich gewarnt werden. Die risikoarme Durchführung ist an spezielle Voraussetzungen gebunden, die einerseits die subtile Indikationsstellung, andererseits die personellen und methodischen Rahmenbedingungen betreffen.

Die Fallselektion ist mitunter schwierig. Man muß unter anderem die lokale oder brustbezogene Malignität des jeweiligen Falles mit berücksichtigen. Darunter verstehen wir das Ausmaß der malignen Potenz des Primärtumors, so zum Beispiel die Invasion in Lymph- und/oder Blutgefäße, das histologische Grading oder ein hoher S-Phasen-Anteil sowie die intramammäre Ausbreitungstendenz des Tumors, wie Multifokalität oder Multizentrizität. Gleichzeitig risikoerhöhend sind auch zusätzliche in-situ-Karzinomanteile oder ein Alter unter 35 - 40 Jahren. Somit kann die ausschließliche Orientierung an der Größe eines Tumors im Hinblick auf die Indikation zur brusterhaltenden Operation durchaus irreführend sein. Allerdings müssen, je größer der Tumor, bzw. je kleiner die Brust, umso sorgsamer die genannten, lokal relevanten Risikomerkmale beachtet werden. Keinesfalls sollte man sich beim brusterhaltend operativen Vorgehen unkritisch vom ästhetisch Erwünschten leiten lassen, vielmehr muß der Sicherheit Priorität eingeräumt werden.

Insgesamt sollten zur Zeit bei brusterhaltender Operationstechnik elf Voraussetzungen erfüllt sein:

1. Die Patientin sollte möglichst älter als 35 – 40 Jahre sein.
2. Der Tumor sollte nicht größer als drei Zentimeter oder, bei größerem Durchmesser, frei von high-risk-Merkmalen sein.
3. Das Brustdrüsengewebe sollte außerhalb des klinisch diagnostizierten Tumors palpatorisch und mammographisch unauffällig sein, um eine Multizentrizität, bzw. Karzinomtypen mit einer Neigung zur multizentrischen Entwicklung, ausschließen zu können.
4. Der Primärtumor sollte möglichst nicht zentral sitzen, also keine Beziehung zur Mamille aufweisen. Ist dies doch der Fall, muß bei Brusterhaltung ein sogenanntes zentrales Segment unter Einschluß der Mamille operativ entfernt werden.
5. Der Tumor muß sicher in toto oder inkl. einer umgebenden Manschette unauffällig wirkenden Gewebes exstirpiert worden sein, was durch eine histologische Beweisführung abgesichert sein muß. Notfalls sind Nachresektionen erforderlich.
6. Bei oberflächlicher Lage des Tumors muß die darüberliegende Haut im Sinne einer Hautspindelresektion mitentfernt werden.
7. Es muß eine effiziente Nachbestrahlung, möglichst mit computergesteuerter Bestrahlungsplanung durchführbar sein.
8. Es müssen optimale Voraussetzungen für eine intensive Kooperation zwischen Operateur, Histopathologen und Strahlentherapeut gegeben sein, die alle einschlägige Erfahrungen auf dem Sektor der brusterhaltenden Therapie des Mammakarzinoms haben sollten.
9. Es muß eine langfristige Nachsorge garantiert werden können, um bei den ersten Anzeichen eines lokalen Rezidivs ohne Zeitverlust eingreifen zu können.
10. Die Patientin muß sich nach entsprechener, neutraler Aufklärung für die eingeschränkte Operation entschieden haben. Dies schließt auch die Aufklärung über Augmentationseingriffe nach Ablatio mammae ein. Ferner muß die Patientin die Nachbestrahlung und eine regelmäßige Nachsorge akzeptieren.
11. Der Befall der axillären Lmyphknoten stellt keine Kontraindikation zur eingeschränkten Operation dar. Er signalisiert lediglich ein erhöhtes Metastasierungsrisiko oder eine eventuell schon stattgefundene, wenn auch noch okkulte Fernmetastasierung. Dieser kann man jedoch mit einer Ablatio mammae nicht mehr nachträglich entgegenwirken. Sie ist nur noch einer systemischen Maßnahme zugänglich, wie sie mit der adjuvanten Chemotherapie oder Hormontherapie praktiziert wird.

Hier stellt sich nun die Schwierigkeit, im Falle der Notwendigkeit einer adjuvanten Chemotherapie diese mit der postoperativen obligatorischen Bestrahlung sinnvoll zu kombinieren, ohne die Gefahr einer erhöhten Nebenwirkungsrate in Kauf zu nehmen. Derzeit wird von den meisten nach Art einer sog. Sandwich-Technik verfahren. Zunächst wird der adjuvanten Chemotherapie mit zwei oder maximal drei CMF-Zyklen der Vorrang eingeräumt, dann die Bestrahlungsserie komplett abgewickelt und nachfolgend die Chemotherapie wieder aufgegriffen, bis insgesamt sechs Zyklen absolviert sind. Neuerdings wird, ausgehend von intensiven Diskussionen, die im Juni 1988 auf einer internationalen Tagung in New York geführt wurden, der simultanen CMF-Strahlentherapie das Wort geredet. Harris, einer der führenden Strahlentherapeuten in den USA, propagiert dieses Vorgehen. Allerdings kann noch niemand angeben, ob Spätfolgen, z.B. im Sinne von erhöhter Fibroseneigung im bestrahlten Brustbereich bei dieser Vorgehensweise nicht doch zu befürchten sind.

Sowohl die Indikation als auch die Art der adjuvanten Therapie wird von den prognoserelevanten Faktoren abhängig gemacht, die im Zusammenhang mit der Primäroperation ermittelt wurden. Die wichtigsten Faktoren, deren Ermittlung in jedem Fall gefordert werden muß, sind:

1. Die Zahl metastatisch befallener Lymphknoten in der Axilla,
2. der Gehalt an Östrogen- und Progesteronrezeptoren im Primärtumor und ggf. in tumorösen Axillarlymphknoten. Ist der Primärtumor für eine biochemische Rezeptoranalyse zu klein, sind immunhistochemische Untersuchungen am Gefrierschnitt oder am fixierten Schnitt zu fordern.
3. Der drittwichtigste Prognosefaktor ist das histologische Grading nach Bloom und Richardson, ergänzt durch das nukleäre Grading.

Diese hier in der Folge weiter aufgelisteten Prognosefaktoren, wie:

4. S-Phasen-Index zur Beurteilung der Proliferationsaktivität des Mammakarzinoms,
5. Ploidiegrad des Chromosomenkomplementes des Tumors,
6. Onkogenexpression bzw. -amplifikation, speziell das Neu-ErbB2-Onkogen betreffend,
7. der Gehalt an epidermal growth factor receptor (EGFR) und
8. der Gehalt an Kathepsin D

sind Prognosefaktoren, die in universitären Kliniken mitbestimmt werden sollten, bislang aber nicht oder noch nicht zum Routinestandard zählen. Die hier gezeigte Liste ist noch lange nicht vollständig und beinhaltet zum Beispiel nicht die Tumormarker, ferner spezielle Differenzierungsmarker oder den Tumoraromatasegehalt der Karzinome.

Beispielhaft seien nur zwei Prognosefaktoren und deren Relevanz für den Mammakarzinom-Erkrankungsverlauf erwähnt. Einerseits die 15-Jahres-Überlebensrate von Mammakarzinom-Patientinnen in Abhängigkeit vom karzinomatösen Lymphknotenbefall der Axilla mit den dramatisch großen Unterschieden zwischen pNO-Fällen, die zu mehr als 70 % zu diesem Zeitpunkt noch leben und im Vergleich dazu den Patientinnen, die zehn oder mehr histologisch positive Lymphknoten aufweisen, deren Chance eine 15-Jahre-Überlebenszeit zu erreichen, lediglich bei 12 bis 15 % liegt; andererseits einer der neuen Prognosefaktoren, die Expression und Amplifikation des Onkogen Neu-ErbB2. ErbB2-Onkogen-positive Mammakarzinom-Trägerinnen weisen eine wesentlich kürzere rezidivfreie Überlebenszeit bzw. eine höhere Frühmortalitätsrate auf als Patientinnen, deren Mammakarzinom ErbB2-Onkogen-negativ war. Die Unterschiede sind statistisch hoch signifikant. Bisher spricht alles dafür, daß die Onkogenexpression bzw. Amplifikation von Neu-ErbB2 ein von den anderen Prognosefaktoren weitgehend unabhängiger Faktor ist und somit speziell für nodal negative Primärfälle von besonderer Aussagekraft ist.

Mit den genannten Prognosefaktoren wird also, um dies nochmals hervorzuheben, die Wahrscheinlichkeit der frühen haematogenen Metastasierung im Individualfall abgeschätzt. Übersteigt diese einen gewissen Grad, liegt sie über 50 %, erscheint eine systemische adjuvante Therapie, deren Ziel die Vernichtung von okkulten Mikrometastasen ist, sinnvoll.

Es hat allerdings viele Jahre gedauert und einer Metaanalyse durch Richard Peto von mehr als 26000 Mammakarzinom-Fällen bedurft, um sicher erkennen zu können, daß adjuvante Systemtherapien nicht nur das krankheitsfreie Intervall zwischen Primärtherapie und metastasierendem Stadium verlängern, sondern auch die Wahrscheinlichkeit einer frühen Mortalität senken. Bislang ist es immer noch unklar, wie lange der Effekt einer Senkung der Mortalität anhält, ob er, was erhofft wird, in eine Verbesserung der Heilungsrate einmündet, allerdings sprechen die zehn Jahres-Ergebnisse dafür. Grob vereinfacht kann festgestellt werden, daß zwei Untergruppen von einer adjuvanten Chemotherapie und eine weitere von einer adjuvanten Hormontherapie überdurchschnittlich profitieren.

Die adjuvante Chemotherapie, die am häufigsten mit einer Polychemotherapie, dem CMF-Schema nach Bonadonna, über einen Zeitraum von sechs Monaten, das entspricht sechs Therapiezyklen, erfolgt, verringert bei prämenopausalen Patientinnen mit eins bis drei positiven Lymphknoten, gleichgültig, ob sie rezeptor-positiv oder -negativ sind, die Wahrscheinlichkeit der Frühmortalität innerhalb der ersten fünf bis zehn Jahre nach Primäroperation um fast die Hälfte.

Nodalnegative, prämenopausale Mammakarzinom-Trägerinnen profitieren ebenfalls überdurchschnittlich von der CMF-Therapie, sofern sie rezeptor-negativ sind und ein ungünstiges histologisches Tumorgrading aufweisen.

Die adjuvante Hormontherapie mit dem Antiöstrogen Tamoxifen kommt vor allem postmenopausalen Patientinnen mit hormonrezeptor-positiven Mammakarzinomen zugute; vor allem dann, wenn vier bis neun axilläre Lymphknoten befallen sind.

Offen ist derzeit die Frage, ob eine adjuvante Hormontherapie bei prämenopausalen, rezeptorpositiven Patientinnen mit GnRH-Agonisten vom Typ des Goserelin oder Buserelin, Handelsname Zoladex, Suprefakt etc. sinnvoll und effektiv ist. Hierzu werden zur Zeit, so auch von unserer Klinik, große multizentrische Studien inauguriert.

Ein weiterer neuer Aspekt bei der adjuvanten Therapie ist die sogenannte aktive spezifische Immuntherapie, auf die ich nur kurz eingehen kann. Unspezifische Immuntherapie im Gegensatz zu der hier in Rede stehenden aktiv-spezifischen Immuntherapie wurden über viele Jahre, leider mit unbefriedigendem Ergebnis, als adjuvante Therapie beim Mammakarzinom eingesetzt. Großflächenskarifizierungen mit BCG, Injektionen mit Cornybakterium parvum, die Gabe von Mistelextrakten wie Iskador oder die Applikation von Levamisol waren gleichermaßen wenig effektiv.

Wir selbst versuchen jetzt in enger Kooperation mit der Arbeitsgruppe um Schirrmacher vom DKFZ, und von diesem inspiriert, mit Hilfe den bei der Primäroperation anfallenden Tumorzellen, eine aktive-spezifische Impfung auf ihre Effektivität zu testen. Dazu werden die in eine Einzelzellsuspension umgewandelten Karzinome zur Verhinderung einer weiteren Vermehrungsfähigkeit mit 200 Gy letal bestrahlt und etwa über 30 Minuten mit einem für Menschen apathogenen Hühnervirus, dem New Castle Disease Virus, versetzt. Dieser Virustyp fixiert sich an die Zellmembran und bewirkt u.a. eine Freisetzung von tumorassoziierten Zelloberflächenantigenen, gleichzeitig wird auch die Bildung von biological response modifier induziert. Nach intradermaler Reinjektion der virusmodifizierten Tumorzellen setzen Antigen-Antikörper-Reaktionen ein, die an der DTH-Reaktion, der verzögerten T-Zellreaktion semiquantitativ ablesbar ist und durch die gleichzeitige lokale Applikation von Interleukin 2 verstärkbar ist.

In Analogie zu den klinischen Versuchsergebnissen von Hanna und Hoover bzw. Kassel, die bei malignen Melanomen bzw. Kolonkarzinomen erhoben wurden, erhoffen wir uns eine immunologische Abwehr von Mikrometastasen und damit einen adjuvanten Therapieeffekt. Da sich seit vielen Jahren nur wenig bei der Heilungsrate der Mammakarzinome bewegt, sind wir der Meinung, daß hier ein definitiv neuer Therapieansatz gerechtfertigt ist.

Inwiefern monoklonale Antikörper gegen Mammakarzinom assoziierte Antigene, an denen wir selbst mit z.T. überraschenden Ergebnissen arbeiten, Sie sehen hier auf der Abbildung (Abb. 10) die Ankopplung dieser Antikörper an Tumorzellen im histologischen Schnitt, in der adjuvanten Situation einsetzbar sind, ist derzeit noch nicht abschätzbar. Wir selbst setzen hierbei besonders auf sog. antiidiotypische Antikörper, an deren Entwicklung wir arbeiten. Immerhin erscheinen uns Erfolge denkbar, und klinische Versuche sollten geplant werden.

Meine sehr geehrten Damen und Herren, bislang war in meinem Referat nur die Rede von der Therapie einer malignen somatischen Erkrankung, nicht aber von dem dahinterstehenden Menschen und seinem ureigenen persönlichen Schicksal.

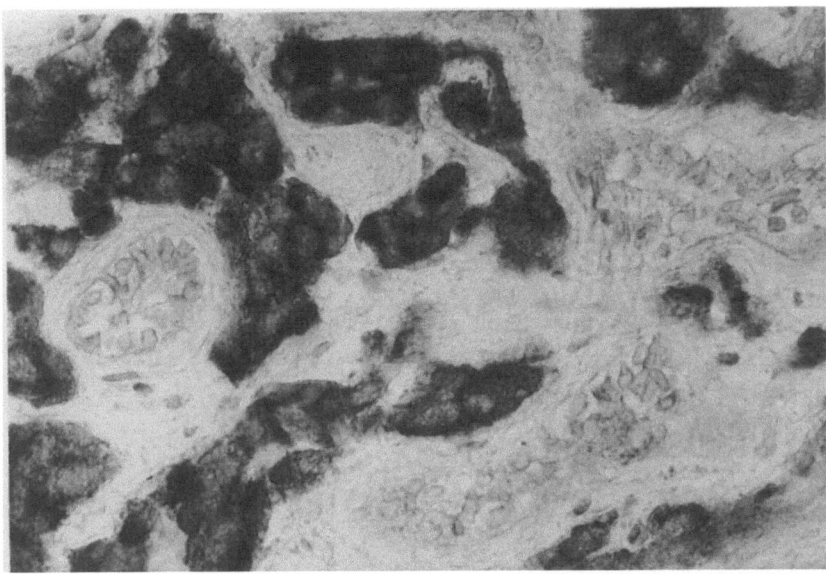

Abb. 10. Mammakarzinomzellen, gefärbt mit farbstoffgekoppeltem monoklonalem Antikörper 12H12 eigener Entwicklung. Normales Brustdrüsenepithel wird nicht gefärbt

Wenn Sie eine Patientin mit einem Mammakarzinomleiden zu betreuen haben, ist zu bedenken, daß man es in der Regel mit einem Menschen zu tun hat, der gleichermaßen durch die Diagnose »Brustkrebs« *und* durch die sich nun anschließende Therapie psychisch schwerstens alteriert wird.

Die Probleme, die von der Krebskranken selbst, ihren engsten Vertrauten und/oder Angehörigen, den betreuenden Ärzten und nicht zuletzt dem Pflegepersonal dabei in irgend einer Form zu tragen sind, sind ungeheuer vielschichtig, individuell wechselnd und in ihrer Tragik oft genug niederdrückend.

Man sollte versuchen, immer wieder aufs Neue daran zu denken, daß man es bei der Behandlung oder Betreuung von Krebspatienten mit Menschen zu tun hat, die, wie in dem Bild (Abb. 11) von Horst Sauer mit den Stilmitteln des phantastischen Realismus ausgedrückt, vor einem tiefen Einschnitt ihres Lebens stehen, der eine schwere Identitätskrise zur Folge hat. Wir müssen lernen, diesen Konflikt zu verstehen. Mit verstehen meine ich, dem Sinne des Wortes nach, zunächst nur die Fähigkeit, das, was ein Mensch, hier eine Brustkrebskranke, sagt oder mit Zeichen ausdrückt, so zu hören und in sich aufzunehmen, daß das Gegenüber spürt, verstanden zu werden. Gelingt dies nicht, gerät die Krebskranke, wie auf dem Bild eindrucksvoll dargestellt, in eine Isolation des Unverstandenseins und des Alleinseins mit ihrem Schicksal, das existentiell bedrohlichen Charakter hat.

In dem Gedicht »Beginn des Endes« von Theodor Storm, der 1888 an einem Magenkarzinom starb, werden die Konflikte und Gefühle, die den Dichter beim Bewußtsein seines unheilbaren Zustandes befielen, in einer ergreifenden Weise geschildert und lyrisch auf die kürzeste Formel gebracht. Ich zitiere:

Beginn des Endes

Ein Punkt nur ist es, kaum ein Schmerz,
Nur ein Gefühl, empfunden eben;
Und dennoch spricht es stets darein,
Und dennoch stört es dich zu leben.

Wenn Du es andern klagen willst,
So kannst Du's nicht in Worte fassen.
Du sagst Dir selber: »Es ist nichts!«
Und dennoch will es Dich nicht lassen.

So seltsam fremd wird Dir die Welt,
Und leis verläßt Dich alles Hoffen,
Bis Du es endlich, endlich weißt,
Daß Dich des Todes Pfeil getroffen.

Zum Abschluß möchte ich Ihnen einen weiteren Auszug aus einem Gedicht vortragen, das die ohnmächtige Situation des Arztes, der einer krebskranken Frau im Finalstadium gegenübersteht, widerspiegelt. Das Gedicht stammt von dem 1956 verstorbenen Arzt Gottfried Benn und trägt den Titel:

Mann und Frau gehen durch die Krebsbaracke

Der Mann:
Hier diese Reihe sind zerfallene Schöße
Und diese Reihe ist zerfallene Brust.
Bett stinkt bei Bett.
Die Schwestern wechseln stündlich.

Komm, sieh diese Narbe an der Brust.
Fühlst Du den Rosenkranz von weichen Knoten?
Fühl ruhig. Das Fleisch ist weich und schmerzt nicht.
Hier schwillt der Acker schon um jedes Bett.
Fleisch ebnet sich zu Land. Glut gibt sich fort.
Saft schickt sich an zu rinnen. Erde ruft.

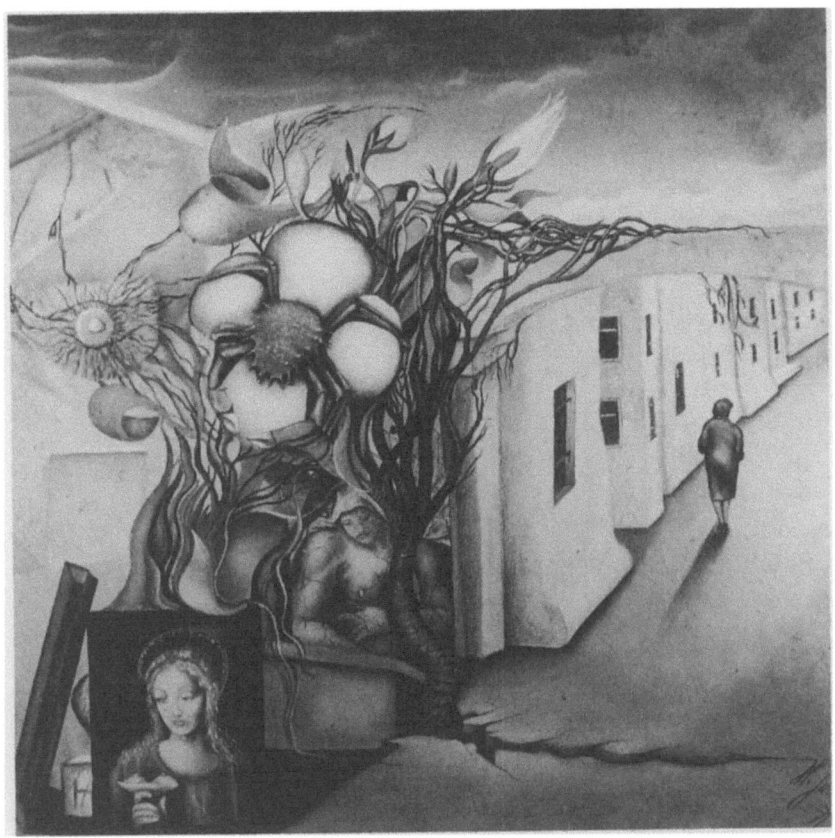

Abb. 11. Ausschnitt aus dem Bild »Das Mammakarzinom« von Horst Sauer, 1977. Öl auf Holz. Privatbesitz (G. Bastert)

Anhang A

Bilddokumentation zur Geschichte der Universitäts-Frauenklinik Heidelberg

M. KAUFMANN, J. HEEP UND G. BASTERT

FOTOGRAFISCHE GESTALTUNG: M. LIEDTKE

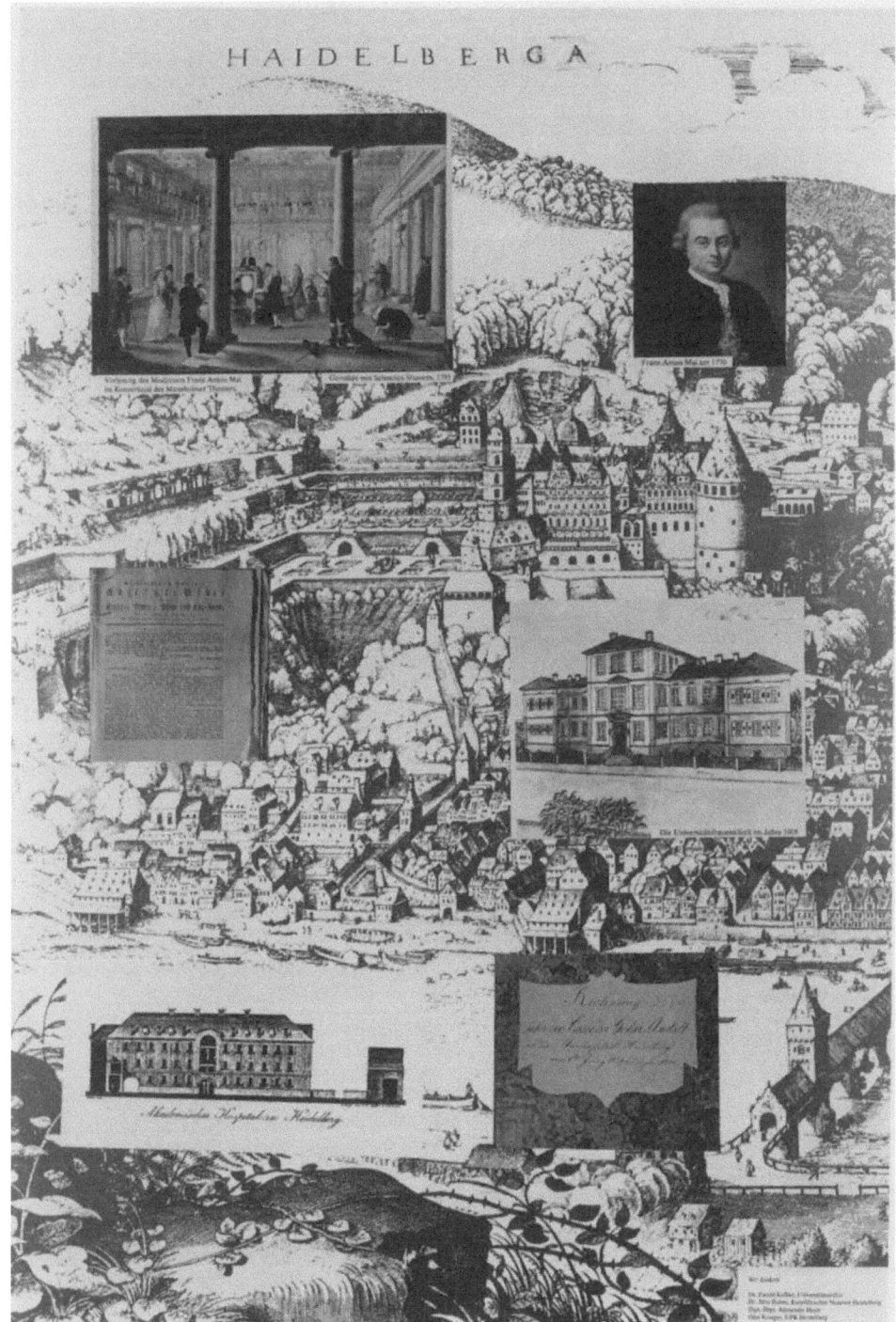

19. April 1766
Gründung der Mannheimer Gebäranstalt

Franz Anton Mai
(1742 - 1814)

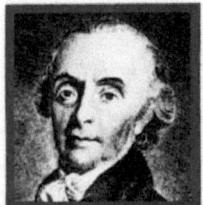

1805 - 1810

Verlegung der Mannheimer Gebäranstalt nach Heidelberg (ehemaliges Dominikanerkloster)

'Einfach am Krankenbett sitzenzubleiben, nachzudenken, die wahre Heilart zu wählen.'

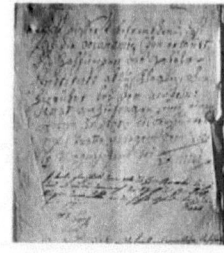

Franz Carl Naegele
(1778 - 1851)

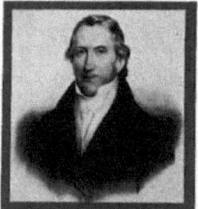

1810 - 1851

1839

Naegele'sche Regel
Naegele'sche Zange
'Das schräg verengte Naegele'sche Becken'

Naegele'scher Asynclitismus

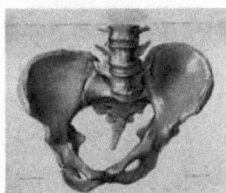

Wilhelm Lange
(1813 - 1881)

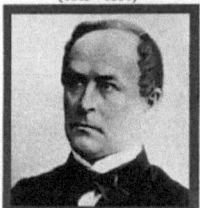

1851 - 1881

Konsequente Anwendung der Asepsis und Antisepsis in der Geburtshilfe

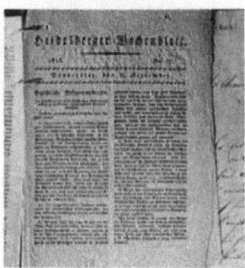

Ferdinand A. Kehrer
(1837 - 1914)

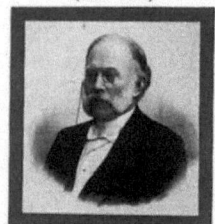

1881 - 1902

5.9.1881 — Erster konservativer klassischer Kaiserschnitt durch F.A. Kehrer in Meckesheim

1884 — **Einzug in die heutige Frauenklinik**

1900 - 1902 — Erweiterung der Frauenklinik (großer Hörsaal, Ambulanztrakt) Abtrennung der operativen Gynäkologie von der Chirurgie und Zusammenführung mit der Geburtshilfe zum Fachgebiet **Frauenheilkunde**

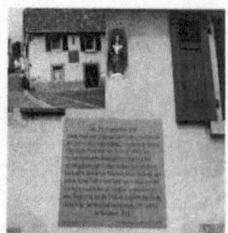

Alfons von Rosthorn
(1857 - 1909)

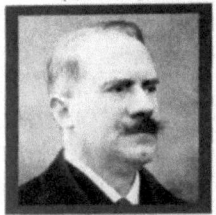

1902 - 1908

Erweiterung der Frauenklinik (Operationssaal)

1.10.1902   Eingliederung der Frauenklinik in den Verband des akademischen Krankenhaus

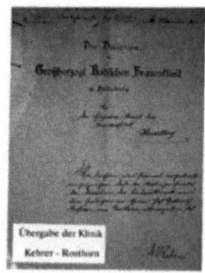

Übergabe der Klinik
Kehrer - Rosthorn

Carl Menge
(1864 - 1945)

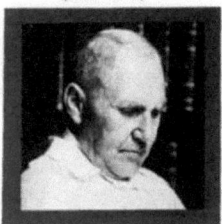

1908 - 1930

Verdienste um die Bakteriologie in der Frauenheilkunde
Kulturverfahren zur Anzüchtung von Gonokokken

Entwicklung der Strahlentherapie
Einführung der Stickoxydul-Sauerstoff-Narkose

1910   Einrichtung einer physikalisch-therapeutischen Abteilung
1918/1924   Ankauf von Privathäusern an der Bergheimer Straße, Erhöhung der Bettenzahl

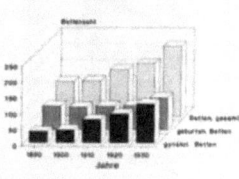

Universitätsfrauenklinik Heidelberg
Entwicklung der Bettenzahl von 1890-1930

Heinrich Eymer
(1883 - 1965)

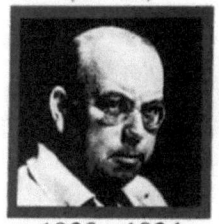

1930 - 1934

Strahlentherapie des Gebärmutter-Carcinoms

1932   Klinikgröße 216 Betten, 56 Säuglingsbetten

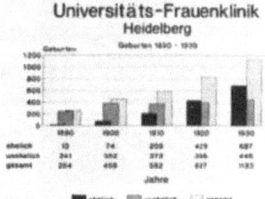

Universitäts-Frauenklinik Heidelberg
Geburten 1890 - 1930

Hans Runge
(1892 - 1964)

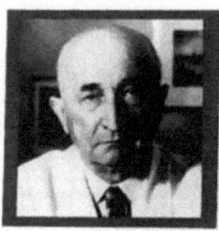

1934 - 1964

Gynäkologische Morphologie
Früherkennungsuntersuchungen
Prophylaxe und Therapie von Gerinnungsstörungen und thrombo-embolischen Komplikationen

Runge'sche Übertragungszeichen

Einrichtung einer Blutbank in der Frauenklinik

25.1.1962   Eröffnung eines neuen Bettentraktes

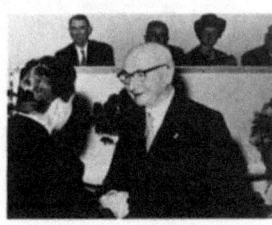

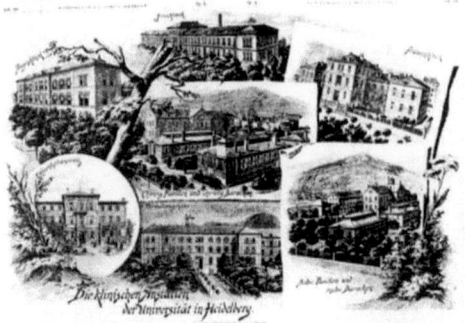 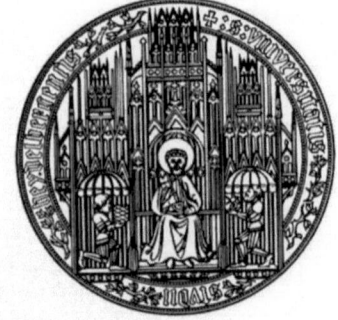

Josef Zander

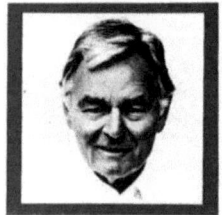

1964 - 1970

1966

Ausbau der gynäkologischen Endokrinologie.

Neubau eines Hormonlabors

Erweiterung der Schwangeren- und Krebs-Vorsorge

Zentrale zytologische Untersuchungsstelle für Nordbaden

Klinische Umsetzung perinatalmedizinischer Erkenntnisse

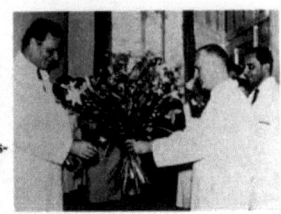

Fred Kubli
(1930 - 1987)

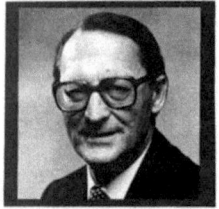

1971 - 1987

1.1.1986

Neugestaltung der Klinikstruktur (Abteilungen)

Intensivierung der perinatologischen Forschung

Aufbau einer großen gynäkologischen Onkologie (interdisziplinäre Tumor-Konferenz)

Räumliche Integration der Neonatologie in die Frauenklinik

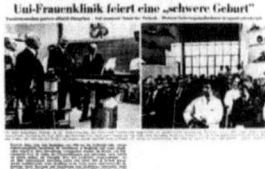

Gunther Bastert

Aufbau des Laser-Fach-Zentrums der Universität Heidelberg

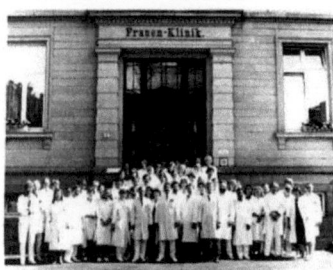 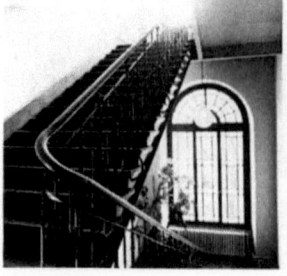

Anhang B

Biographie von Fred Kubli (24. 11. 1930 – 23. 7. 1987)

24. 11. 1930	geboren in St. Gallen/Schweiz Vater: Dr. med. Hans Kubli, prakt. Arzt Schweizerische Staatsangehörigkeit, Oberleutnant der Sanität Verheiratet, 2 Kinder (Marion geb. 1964 und Thomas geb. 1969)
1936 – 1942	Primarschule in Rheineck/Schweiz
1942 – 1949	Realgymnasium der Kantonschule St. Gallen
1949 – 1955	Medizinstudium an den Universitäten Lausanne, Zürich, Hamburg, Paris und Basel
1955	Staatsexamen in Basel
1956	Promotion zum Dr. med. in Basel (*Zur Ätiologie, Prognose und Behandlung der occipito-posterioren Rotation*)
1956 – 1958	Ausbildung in Chirurgie und Innerer Medizin in Davos, Rorschach, Basel
1958 – 1962	Assistenzarzt an der Frauenklinik des Kantonspitals St. Gallen (Prof. Dr. O. Käser)
1962	Spezialarzt für Gynäkologie und Geburtshilfe FMH
1962	Assistenzarzt an der Universitäts-Frauenklinik Frankfurt (Prof. Dr. O. Käser)
1963	Oberarzt an der Universitäts-Frauenklinik Frankfurt
1965	Habilitation und Venia legendi (*Diagnose der intrauterinen Asphyxie*)
1/1966 – 10/1967	Wissenschaftlicher Aufenthalt in den USA: UCLA Los Angeles (Prof. E.J. Quilligan) als Visiting Lecturer, Yale Medical School (Prof. E.J. Quilligan, Prof. E. Hon) als Assistent Professor

Biographie von Fred Kubli

10/1967 – 9/1969	Erster Oberarzt an der Universitäts-Frauenklinik Frankfurt
9/1969 – 8/1972	Stellvertretender Direktor am Frauenspital Basel (Prof. Dr. O. Käser)
1971	Berufung nach Heidelberg als Ordinarius für Geburtshilfe und Gynäkologie und Direktor der Universitäts-Frauenklinik Heidelberg (seit 8/1971)
1974	Geschäftsführender Direktor der Universitäts-Frauenklinik Heidelberg und Ärztlicher Direktor der Abteilung für Allgemeine Geburtshilfe und Gynäkologie mit Poliklinik seit Reform der Universitäts-Kliniken und Einführung der Abteilungsstrukturen
1985	Einrichtung der neonatologischen Station neben dem Kreißsaal der Universitäts-Frauenklinik Heidelberg

Mitglied verschiedener deutschsprachiger Gesellschaften für Gynäkologie und Geburtshilfe
Mitherausgeber der Zeitschrift *Geburtshilfe und Perinatologie*
Mitglied des Board of Corresponding Editors of the American Society of Obstetrics and Gynecology
Chairman of the standing FIGO-Committee on Perinatal Mortality and Morbidity
Mitglied zahlreicher nationaler und internationaler medizinischer Gesellschaften
Herausgeber zahlreicher Bücher und Autor bzw. Mitautor von über 350 Veröffentlichungen

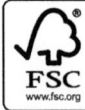

MIX
Papier aus verantwortungsvollen Quellen
Paper from responsible sources
FSC® C105338

If you have any concerns about our products,
you can contact us on
ProductSafety@springernature.com

In case Publisher is established outside the EU,
the EU authorized representative is:
**Springer Nature Customer Service Center GmbH
Europaplatz 3, 69115 Heidelberg, Germany**

Printed by Libri Plureos GmbH
in Hamburg, Germany